Popat Mohite
Vinayak Harischandre

Formulação de um sistema de administração de medicamentos auto-microemulsionantes

Popat Mohite
Vinayak Harischandre

Formulação de um sistema de administração de medicamentos auto-microemulsionantes

SMEDDS de Antibiótico

ScienciaScripts

Imprint

Any brand names and product names mentioned in this book are subject to trademark, brand or patent protection and are trademarks or registered trademarks of their respective holders. The use of brand names, product names, common names, trade names, product descriptions etc. even without a particular marking in this work is in no way to be construed to mean that such names may be regarded as unrestricted in respect of trademark and brand protection legislation and could thus be used by anyone.

Cover image: www.ingimage.com

This book is a translation from the original published under ISBN 978-620-2-05836-0.

Publisher:
Sciencia Scripts
is a trademark of
Dodo Books Indian Ocean Ltd. and OmniScriptum S.R.L publishing group

120 High Road, East Finchley, London, N2 9ED, United Kingdom
Str. Armeneasca 28/1, office 1, Chisinau MD-2012, Republic of Moldova, Europe
Printed at: see last page
ISBN: 978-620-7-86384-6

Copyright © Popat Mohite, Vinayak Harischandre
Copyright © 2024 Dodo Books Indian Ocean Ltd. and OmniScriptum S.R.L publishing group

ÍNDICE

RESUMO

O objetivo deste estudo foi desenvolver um sistema auto-microemulsionante de libertação de fármacos (SMEDDS) para aumentar a biodisponibilidade oral do fármaco pouco solúvel em água cefadroxil mono-hidratado. O impacto do óleo, do tensioativo e do co-surfactante na solubilidade do fármaco e as suas proporções na formação de SMEDDS eficientes e estáveis foram examinados em pormenor. O comportamento de fase dos componentes seleccionados foi investigado através da construção de diagramas de fase ternários. As SMEDDS foram caracterizadas por observação morfológica, tamanho do glóbulo, avaliação da auto-emulsificação, medição do ponto de nuvem, determinação da viscosidade, índice de refração, % de transmitância, teor de fármaco das SMEDDS de cefadroxil mono-hidratado e estudo de libertação in vitro. A formulação óptima F2 consistia em ácido oleico, tween-80 e PEG-400 com um rácio de mistura S de 1:1. O tamanho do glóbulo da formulação selecionada foi de 25 nm, % de transmitância 98,50%, teor de fármaco 98,15%, viscosidade 200 cps, tempo de auto-emulsificação 1,31 min, medição do ponto de nuvem 62° c e electrocondutividade 0,156ms/cm. O teste de libertação in vitro mostrou uma libertação completa de cefadroxil mono-hidratado de SMEDDS em aproximadamente 1,5 horas.Foram preparadas formulações orais de SMEDDScefadroxil mono-hidratado que proporcionam uma excelente solubilização do fármaco e melhoram a libertação in vitro do cefadroxil mono-hidratado em comparação com o produto marcado. A formulação selecionada F2 foi testada para estudos farmacocinéticos em comparação com a formulação comercializada, mostrando um aumento na biodisponibilidade oral do cefadroxil mono-hidratado.

Palavras-chave:cefadroxil mono-hidratado, sistemas de administração de fármacos auto-microemulsionantes, comportamento de fase, método de titulação em água, biodisponibilidade.

CAPÍTULO 1

1.1 INTRODUÇÃO

A via oral é uma das vias preferidas para a terapia de medicamentos crónicos. Aproximadamente 35-40% dos novos candidatos a fármacos têm uma fraca solubilidade em água. A administração oral destes medicamentos está frequentemente associada a uma baixa biodisponibilidade, a uma elevada variabilidade inter e intra-indivíduos e à falta de proporcionalidade da dose. Estão a ser desenvolvidos esforços para melhorar a biodisponibilidade oral dos fármacos lipofílicos, a fim de aumentar a sua eficácia clínica. Para ultrapassar estes problemas, foram comunicadas novas estratégias para aumentar a solubilidade e a biodisponibilidade, incluindo a complexação com ciclodextrinas, a dispersão sólida (suspensão), a co-precipitação, a micronização, a formação de sais, a emulsão, a utilização de micelas e a coagulação.[1,2,3,4] Os sistemas de administração de fármacos auto-microemulsionantes (SMEDDS) são definidos como misturas isotrópicas de óleos naturais ou sintéticos, tensioactivos sólidos ou líquidos ou, em alternativa, um ou mais solventes hidrofílicos e co-solventes/surfactantes que têm uma capacidade única de formar microemulsões finas de óleo em água (o/w) após agitação ligeira seguida de diluição em meios aquosos, tais como fluidos GI. Os SMEDDS espalham-se facilmente no trato GI e a motilidade digestiva do estômago e do intestino proporcionam a agitação necessária para a auto-emulsificação. A diferença básica entre os sistemas de administração de fármacos auto-emulsionantes (SEDDS), também designados por formulação de óleo auto-emulsionante (SEOF), e os SMEDDS é que os SEDDS produzem normalmente emulsões opacas com uma dimensão de gotícula entre 100 e 300 nm, enquanto os SMEDDS formam microemulsões transparentes com uma dimensão de gotícula inferior a 50 nm; além disso, a concentração de óleo nos SMEDDS é inferior a 20%, em comparação com 40-80% nos SEDDS. Quando comparados com as emulsões, que são formas dispersas sensíveis e metaestáveis, os SMEDDS são formulações fisicamente estáveis e fáceis de fabricar. Assim, para os compostos de fármacos lipofílicos que apresentam uma absorção limitada pela taxa de dissolução, estes sistemas podem oferecer uma melhoria na taxa e extensão da absorção e resultar em perfis sanguíneos mais reprodutíveis. A formulação de SMEDDS é, em teoria, comparativamente simples. O passo fundamental consiste em encontrar uma mistura adequada de óleo e tensioactivos que possa dissolver o fármaco dentro da concentração terapêutica necessária. A mistura SMEDDS pode ser enchida em cápsulas de gelatina mole ou dura. Uma formulação típica de SMEDDS contém óleos tensioactivos e, se necessário, antioxidantes. Frequentemente, são adicionados co-surfactantes e co-solventes para melhorar as características da formulação.[5,6]

1.2 HISTÓRIA DAS EMULSÕES MICRONIZADAS

O termo microemulsão foi utilizado pela primeira vez por T. P. Hoar e J. H. Shulman, professores de química da Universidade de Cambridge, em 1943. São frequentemente utilizados nomes alternativos para estes sistemas, tais como emulsão transparente, micela inchada, solução micelar e óleo solubilizado. As microemulsões são formadas quando (i) A tensão interfacial na interface óleo/água é levada a um nível muito baixo. (ii) A camada interfacial é mantida altamente flexível e fluida. Estas duas condições são normalmente satisfeitas por uma escolha cuidadosa e precisa dos componentes e das suas respectivas proporções e pela utilização de um "co-surfactante" que confere flexibilidade à interface óleo/água. Estas condições conduzem a uma estrutura termodinamicamente optimizada que é estável, ao contrário das emulsões convencionais, e que não requer um elevado consumo de energia (isto é, através de agitação) para ser formada. Como o tamanho das partículas é muito menor do que o comprimento de onda da luz visível, as microemulsões são transparentes e a sua estrutura não pode ser observada através de um microscópio ótico.[7,8]

1.3 VANTAGENS DA SMEDDS

A)   Melhoria da biodisponibilidade oral

A absorção dependente da taxa de dissolução é um fator importante que limita a biodisponibilidade de numerosos fármacos pouco solúveis em água. A capacidade de os SMEDDS apresentarem o fármaco ao TGI sob a forma solubilizada e microemulsionada e o subsequente aumento da área de superfície específica permitem um transporte mais eficiente do fármaco através da camada limite aquosa intestinal e através da membrana absorvente da borda em escova, conduzindo a uma biodisponibilidade melhorada, por exemplo, no caso da halofantrina, foi registado um aumento de aproximadamente 6-8 vezes na biodisponibilidade do fármaco em comparação com a formulação em comprimidos.

B)   Facilidade de fabrico e de aumento de escala

A facilidade de fabrico e o aumento de escala são uma das vantagens mais importantes que tornam os SMEDDS únicos quando comparados com outros sistemas de administração de medicamentos, como dispersões sólidas, lipossomas, nanopartículas, etc., que tratam da melhoria da biodisponibilidade. Os SMEDDS requerem instalações de fabrico muito simples e económicas, como um simples misturador com agitador e equipamento de enchimento volumétrico de líquidos para o fabrico em grande escala. Este facto explica o interesse da indústria pelos SMEDDS.

C) Redução da variabilidade inter-sujeitos e intra-sujeitos e dos efeitos dos alimentos

Há vários fármacos que apresentam uma grande variação na absorção entre sujeitos e intra-sujeitos, o que leva a uma diminuição do desempenho do fármaco e ao incumprimento por parte do doente. A alimentação é um fator importante que afecta o desempenho terapêutico do medicamento no organismo. Os SMEDDS são uma bênção para estes medicamentos. Estão disponíveis vários trabalhos de investigação que especificam que o desempenho dos SMEDDS é independente dos alimentos e que os SMEDDS oferecem reprodutibilidade do perfil plasmático.

D) Capacidade de fornecer péptidos que são susceptíveis de hidrólise enzimática no TGI

Uma propriedade única que torna os SMEDDS superiores aos outros sistemas de administração de medicamentos é a sua capacidade de administrar macromoléculas como péptidos, hormonas, substratos e inibidores enzimáticos e a sua capacidade de oferecer proteção contra a hidrólise enzimática. A hidrólise intestinal do pró-fármaco pela colinesterase pode ser protegida se o polissorbato 20 for o emulsionante na formulação da microemulsão. Estes sistemas formam-se espontaneamente sem auxílio de energia ou aquecimento, pelo que são adequados para fármacos termo-lábeis, como os péptidos.

E) Não há influência do processo de digestão dos lípidos

Ao contrário de outros sistemas de administração de fármacos à base de lípidos, o desempenho dos SMEDDS não é influenciado pela lipólise, emulsificação pelos sais biliares, ação das lipases pancreáticas e formação de micelas mistas. Os SMEDDS não são necessariamente digeridos antes de o fármaco ser absorvido, uma vez que apresentam o fármaco numa forma microemulsionada que pode penetrar facilmente na mucina e na camada não agitada de água.

F)   Aumento da capacidade de carga do medicamento

Os SMEDDS oferecem também a vantagem de aumentar a capacidade de carga do fármaco em comparação com a solução lipídica convencional, uma vez que a solubilidade de fármacos pouco solúveis em água com coeficiente de partição intermédio ($2<\log P>4$) é tipicamente baixa nos lípidos naturais e muito maior nos tensioactivos anfifílicos, co-sensioactivos e co-solventes.[9,10]

1.4 VANTAGENS DOS SMEDDS EM RELAÇÃO À EMULSÃO

> Os SMEDDS não só oferecem as mesmas vantagens que as emulsões, facilitando a solubilidade de fármacos hidrofóbicos, como também ultrapassam o inconveniente da estratificação das emulsões após um longo período de repouso. O SMEDDS pode ser facilmente armazenado, uma vez que pertence a um sistema termodinamicamente estável.

> As microemulsões formadas pelo SMEDDS apresentam boa estabilidade termodinâmica e transparência ótica. A principal diferença entre as microemulsões acima e as emulsões

comuns reside no tamanho das partículas das gotículas. O tamanho das gotículas da emulsão comum varia entre 0,2 e 10 µm e o das gotículas da microemulsão formada pelo SMEDDS geralmente varia entre 2 e 100 nm (essas gotículas são chamadas gotículas de nanopartículas). Como o tamanho da partícula é pequeno, a área total da superfície para absorção e dispersão é significativamente maior do que a da forma de dosagem sólida e pode penetrar facilmente no trato gastrointestinal e ser absorvida. A biodisponibilidade do fármaco é assim melhorada.

> As SMEDDS oferecem várias opções de administração, como cápsulas de gelatina dura ou cápsulas de gelatina mole cheias ou podem ser formuladas em comprimidos, enquanto as emulsões só podem ser administradas como soluções orais.[11,12]

1.5 ASPECTOS BIOFARMACÊUTICOS

A capacidade dos lípidos ou dos alimentos para aumentar a biodisponibilidade de fármacos pouco solúveis em água é bem conhecida. Embora a sua compreensão seja incompleta, o ponto de vista atualmente aceite é que os lípidos podem aumentar a biodisponibilidade através de vários mecanismos potenciais, incluindo:[13,14] a) Alterações (redução) do trânsito gástrico, retardando assim a entrega no local de absorção e aumentando o tempo disponível para a dissolução.

b) Aumento da solubilidade luminal efectiva do fármaco. A presença de lípidos no trato gastrointestinal estimula um aumento da secreção de sais biliares (BS) e de lípidos biliares endógenos, incluindo fosfolípidos (PL) e colesterol (CH), levando à formação de micelas mistas intestinais BS/PL/CH e a um aumento da capacidade de solubilização do trato gastrointestinal. No entanto, a intercalação de lípidos administrados (exógenos) nestas estruturas BS, quer diretamente (se forem suficientemente polares) quer secundariamente à digestão, leva ao inchaço das estruturas micelares e a um aumento adicional da capacidade de solubilização.

c) Estimulação do transporte linfático intestinal. No caso de fármacos altamente lipofílicos, os lípidos podem aumentar a extensão do transporte linfático e aumentar a biodisponibilidade direta ou indiretamente através de uma redução do metabolismo de primeira passagem. É menos provável que um fármaco hidrofílico seja absorvido através do sistema linfático (quilomícron) e, em vez disso, pode difundir-se diretamente para o sistema portal. Assim, neste caso, o aumento da dissolução devido à grande área de superfície proporcionada pela emulsão pode ser um fator que contribui para uma melhor absorção dos fármacos.

d) Alterações da função de barreira bioquímica do trato gastrointestinal. É evidente que certos lípidos e tensioactivos podem atenuar a atividade dos transportadores de efluxo intestinal, tal como indicado pela bomba de efluxo da glicoproteína p, reduzindo assim a extensão do metabolismo baseado nos enterócitos.

e)   Alterações na função de barreira física do trato gastrointestinal. Várias combinações de lípidos, produtos da digestão dos lípidos e tensioactivos demonstraram ter propriedades que aumentam a permeabilidade. No entanto, a permeabilidade intestinal passiva não é considerada, na sua maior parte, um obstáculo importante à biodisponibilidade da maioria dos fármacos pouco hidrossolúveis e, em especial, dos fármacos lipofílicos.
[15, 16]

1.5 SISTEMA DE CLASSIFICAÇÃO DOS MEDICAMENTOS BIOFARMACÊUTICOS

A classificação dos medicamentos biofarmacêuticos é uma diretriz fundamental que classifica os medicamentos com base na solubilidade e na permeabilidade, como mostra a tabela n.º 1. 1

Quadro n.º 1 Classificação dos medicamentos biofarmacêuticos

CLASS	SOLUBILITY	PERMEABILITY
I	High	High
II	Low	High
III	High	Low
IV	Low	Low

1.6 MECANISMO DE AUTO-MICROEMULSIFICAÇÃO

De acordo com Reiss, a energia necessária para aumentar a área de superfície da dispersão para o processo de auto-emulsificação tem menos importância quando comparada com a mudança de entropia que favorece a dispersão. O processo de auto-emulsificação micronizada está relacionado com a energia livre. Ou seja, a energia livre da emulsão convencional é uma função direta da energia essencial para criar uma nova superfície entre as fases óleo e água e pode ser descrita pela equação:

DG= SNpr2s

Onde, DG é a energia livre relacionada com o processo, N é o número de gotículas de raio r e s representa a energia interfacial. A emulsão é estabilizada por agentes emulsionantes apenas depois de as duas fases da emulsão serem separadas em relação ao tempo para reduzir a área interfacial. O agente emulsionante forma uma monocamada de gotículas de emulsão, reduzindo assim a energia interfacial e proporcionando uma barreira para evitar a coalescência. No caso dos sistemas emulsionantes auto-micronizados, a energia livre necessária para formar a emulsão é muito baixa ou positiva ou negativa. A emulsificação requer muito pouca energia de entrada e envolve a desestabilização através da contração das regiões interfaciais locais.[17] **1.7 SELECÇÃO DE EXCIPIENTES**

O componente oleoso/lipídico é geralmente um éster de ácido gordo ou um hidrocarboneto de cadeia média/longa saturado parcialmente insaturado ou insaturado em forma líquida, semi-sólida ou sólida à temperatura ambiente. Os exemplos incluem o óleo mineral, o óleo vegetal, o óleo de silicone, a lanolina, o óleo animal refinado, os ácidos gordos, os álcoois gordos e os mono-/di-/tri-glicéridos. Os tensioactivos mais recomendados são os tensioactivos não-iónicos com um valor de equilíbrio hidrofílico-lipofílico (HLB) relativamente elevado. A concentração de tensioativo varia entre 30% e 60% (w/w) de modo a formar SMEDDS estáveis.[17]

1.7.1 EXCIPIENTES UTILIZADOS EM SMEDDS

A aceitabilidade farmacêutica dos excipientes e as questões de toxicidade dos componentes utilizados tornam a seleção dos excipientes realmente crítica. Existe uma grande restrição quanto aos excipientes a utilizar. Os primeiros estudos revelaram que o processo de auto-micro emulsificação é específico para a natureza do par óleo/surfactante, a concentração de surfactante e a relação óleo/surfactante, a concentração e a natureza da relação cosurfactante e surfactante/co-surfactante e a temperatura na qual ocorre a auto-micro emulsificação. Estas importantes descobertas foram ainda apoiadas pelo facto de que apenas combinações muito específicas de excipientes farmacêuticos conduziram a sistemas auto-micro emulsionantes eficazes.

A)   Óleos

O óleo representa um dos excipientes mais importantes na formulação de SMEDDS, não só porque pode solubilizar a dose necessária do fármaco lipofílico ou facilitar a auto-emulsificação, mas também, e principalmente, porque pode aumentar a fração de fármaco lipofílico transportada através do sistema linfático intestinal, aumentando assim a absorção a partir do trato gastrointestinal, dependendo da natureza molecular do triglicérido. Os óleos de triglicéridos de cadeia longa e média (LCT e MCT) com diferentes graus de saturação têm sido utilizados para a conceção de formulações auto-emulsionantes. Além disso, os óleos alimentares, que poderiam representar a escolha lógica e preferida de excipiente lipídico para o desenvolvimento de SMEDDS, não são frequentemente seleccionados devido à sua fraca capacidade de dissolver grandes quantidades de fármacos lipofílicos. Os óleos vegetais modificados ou hidrolisados têm sido amplamente utilizados, uma vez que estes excipientes formam bons sistemas de emulsificação com um grande número de de tensioactivos aprovados para administração oral e apresentam melhores propriedades de solubilidade dos medicamentos. Oferecem vantagens em termos de formulação e fisiologia e os seus produtos de degradação assemelham-se aos produtos finais naturais da digestão intestinal. Os novos derivados semissintéticos de cadeia média, que podem ser definidos como compostos anfifílicos com propriedades tensioactivas, estão a substituir progressiva e eficazmente os óleos triglicéridos de cadeia média normais nos SMEDDS. Isto está de acordo com as conclusões de Deckelbaum, que demonstram que os MCT são mais solúveis e têm uma maior mobilidade nas interfaces lípido-água do que os LCT, o que está associado a uma hidrólise mais rápida dos MCT. Em geral, quando se utiliza LCT, foi necessária uma maior concentração decremophor RH40 para formar microemulsões em comparação com MCT.[18,19]

B)   Tensioactivos

Podem ser utilizados vários compostos com propriedades tensioactivas para a conceção de sistemas auto-emulsionantes, mas a escolha é limitada, uma vez que muito poucos tensioactivos são aceitáveis por via oral. Os mais recomendados são os tensioactivos não-iónicos com um equilíbrio hidrofílico-lipofílico (HLB) relativamente elevado. Os emulsionantes normalmente utilizados são vários glicéridos poliglicolizados etoxilados sólidos ou líquidos e o oleato de polioxietileno 20. A segurança é um fator determinante na escolha de um tensioativo. Os emulsionantes de origem natural são preferidos por serem considerados mais seguros do que os tensioactivos sintéticos. No entanto, estes tensioactivos têm uma capacidade de auto-emulsificação limitada. Os tensioactivos não-iónicos são menos tóxicos do que os tensioactivos iónicos, mas podem provocar alterações reversíveis na permeabilidade do lúmen intestinal. As misturas lipídicas com rácios mais elevados de tensioativo e co-surfactante/óleo conduzem à formação de SMEDDS. Existe uma relação entre o tamanho das gotículas e a concentração do surfactante utilizado. Em alguns casos, o aumento da concentração de tensioativo pode conduzir a gotículas com um tamanho médio mais pequeno, o que pode ser explicado pela estabilização das gotículas de óleo como resultado da localização das moléculas de tensioativo na interface óleo-água. Por outro lado, em alguns casos, o tamanho médio das gotículas pode aumentar com o aumento da concentração de tensioativo. Este fenómeno pode ser atribuído à rutura interfacial provocada por uma maior penetração de água nas gotículas de óleo, mediada pelo aumento da concentração de tensioativo, e que conduz à ejeção de gotículas de óleo para a fase aquosa. Sabe-se que os tensioactivos utilizados nestas formulações melhoram a biodisponibilidade através de vários mecanismos, incluindo: melhor dissolução do fármaco, aumento da permeabilidade do epitélio intestinal, aumento da permeabilidade das junções apertadas e

diminuiu/ inibiu o efluxo de fármacos da p-glicoproteína. No entanto, a grande quantidade de surfactante pode causar alterações moderadas e reversíveis na permeabilidade da parede intestinal ou pode irritar o trato gastrointestinal. O efeito da formulação e a concentração do tensioativo na mucosa gastrointestinal devem, idealmente, ser investigados em cada caso. As moléculas de tensioactivos podem ser classificadas com base na natureza do grupo hidrofílico presente na molécula. Os quatro principais grupos de tensioactivos são definidos da seguinte forma

1. Tensioactivos aniónicos

2. Tensioactivos catiónicos

3. Tensioactivos anfolíticos

4. Tensioactivos não-iónicos

1. Tensioactivos aniónicos: quando o grupo hidrofílico tem uma carga negativa, como o carboxilo (RCOO-), o sulfonato (RSO3-) ou o sulfato (ROSO3-). Exemplos: Laurato de potássio, lauril sulfato de sódio.

2. Tensioactivos catiónicos: quando o grupo hidrofílico tem uma carga positiva. Exemplo: halogeneto de amónio quaternário.

3. Os tensioactivos anfolíticos (também designados por tensioactivos zwitteriónicos) contêm uma carga negativa e uma carga positiva. Exemplo: sulfobetaínas.

4. Tensioactivos não-iónicos em que o grupo hidrofílico não tem carga, mas a sua solubilidade em água provém de grupos altamente polares, como o hidroxilo ou o polioxietileno (OCH2CH2O). Exemplos: Ésteres de sorbitano (Span), polissorbatos (Tween).[20,21]

C) Co-solventes

A produção de um SMEDDS ótimo requer concentrações relativamente elevadas (geralmente mais de 30% w/w) de tensioactivos, pelo que a concentração de tensioativo pode ser reduzida através da incorporação de co-tensioactivos. O papel do co-surfactante juntamente com o surfactante é baixar a tensão interfacial para um valor negativo muito pequeno, mesmo transitório. Com este valor, a interface expandir-se-ia para formar gotículas finas dispersas e, subsequentemente, adsorveria mais tensioativo e tensioativo/co-surfactante até que o seu estado a granel se esgotasse o suficiente para tornar a tensão interfacial novamente positiva. Este processo, conhecido como emulsificação espontânea, forma a microemulsão. No entanto, o uso de co-surfactante em sistemas auto-emulsionantes não é obrigatório para muitos surfactantes não-iónicos. A seleção do tensioativo e do co-surfactante é crucial não só para a formação de SMEDDS, mas também para a solubilização do fármaco no SMEDDS. Os solventes orgânicos adequados para administração oral (etanol, propilenoglicol (PG), polietilenoglicol (PEG), etc.) podem ajudar a dissolver grandes quantidades do tensioativo hidrofílico ou do fármaco na base lipídica e podem atuar como co-surfactante nos sistemas auto-emulsionantes de administração de fármacos, embora também tenham sido descritas na literatura microemulsões auto-emulsionantes sem álcool. De facto, estes sistemas podem apresentar algumas vantagens em relação às formulações anteriores quando incorporados em cápsulas, uma vez que se sabe que o álcool e outros co-solventes voláteis nas formulações auto-emulsionantes convencionais migram para os invólucros das cápsulas de gelatina mole ou de gelatina dura selada, resultando na precipitação do fármaco lipofílico. Por outro lado, a capacidade de dissolução do fármaco lipofílico da formulação sem álcool pode ser limitada. Por conseguinte, deve ser feita uma escolha adequada durante a seleção dos componentes. [22, 23,24]

1.8 FORMULAÇÃO DE SMEDDS

Com uma grande variedade de excipientes líquidos ou cerosos disponíveis, desde óleos a lípidos biológicos, tensioactivos hidrofóbicos e hidrofílicos a co-surfactantes/co-solventes solúveis em água, existem muitas combinações diferentes que podem ser formuladas para encapsulação em gelatina dura ou mole ou em misturas que se dispersam para dar uma emulsão coloidal fina.

Na formulação de um SMEDDS, devem ser considerados os seguintes aspectos

1. A solubilidade do fármaco em diferentes óleos, tensioactivos e co-solventes.

2. A seleção do óleo, do tensioativo e do co-solvente com base na solubilidade do fármaco e a preparação do diagrama de fases.

3. A preparação da formulação SEDDS consiste em dissolver o fármaco numa mistura de óleo, tensioativo e co-surfactante/co-solventes. A adição de um fármaco a um SMEDDS é fundamental porque o fármaco interfere com o processo de auto-emulsificação até um certo ponto, o que leva a uma alteração da relação óptima entre óleo e tensioativo, pelo que a conceção de um SMEDDS ótimo requer estudos de pré-formulação-solubilidade e diagrama de fases. No caso de SMEDDS prolongados, a formulação é efectuada através da adição do polímero ou do agente gelificante.

1.8.1 MÉTODOS

a. Método de diluição

Foram preparadas misturas ternárias com diferentes composições de tensioativo, co-surfactante e óleo. A percentagem de tensioativo, co-surfactante e óleo foi decidida com base nos requisitos. As composições são avaliadas quanto à formação de microemulsões diluindo uma quantidade adequada de misturas com água bidestilada apropriada. O tamanho dos glóbulos das dispersões resultantes foi determinado por espetroscopia. A área de formação de microemulsões no diagrama de fases ternário foi identificada para o respetivo sistema em que se obteve a microemulsão com o tamanho de glóbulo desejado.

b. Método de titulação em água

Os diagramas de fase pseudo-ternários foram igualmente construídos por titulação de misturas líquidas homogéneas de óleo, tensioativo e co-surfactante com água à temperatura ambiente. A fase oleosa, o tensioativo e o co-surfactante (relação tensioativo: co-surfactante) foram preparados em proporções variáveis de 1:1 a 1:9 e pesados nos mesmos tubos de vidro com tampa de rosca. Em seguida, cada mistura foi lentamente titulada com alíquotas de água destilada e agitada à temperatura ambiente até atingir o equilíbrio. A transparência da mistura foi examinada visualmente. Após ter sido atingido o equilíbrio, as misturas foram novamente tituladas com alíquotas de água destilada até apresentarem turvação. As amostras claras e isotrópicas foram consideradas como estando na região da microemulsão. Não foram feitas tentativas para identificar completamente as outras regiões dos diagramas de fase. Com base nos resultados, foram seleccionadas percentagens adequadas de óleo, de tensioativo e de co-tensioativo, correlacionadas no diagrama de fases, que foram utilizadas para a preparação de SMEDDS.[25]

1.9 DIAGRAMAS DE FASE

A região da microemulsão é normalmente caracterizada através da construção de diagramas de fase ternária. Três componentes são o requisito básico para formar uma microemulsão: uma fase oleosa, uma fase aquosa e um tensioativo. Se for utilizado um co-surfactante, este pode por vezes ser representado, numa proporção fixa em relação ao surfactante, como um único componente e tratado como um único "pseudo-componente". As quantidades relativas destes três componentes podem ser representadas num diagrama de fase ternário. Os diagramas de fase de Gibbs podem ser utilizados para mostrar a influência das alterações nas fracções de volume das diferentes fases no comportamento de fase do sistema. Os três componentes que constituem o sistema encontram-se cada um num vértice do triângulo onde a fração de volume correspondente é de 100%. Afastar-se desse vértice reduz a fração volumétrica desse componente específico e aumenta a fração volumétrica de um ou de ambos os outros dois componentes. Cada ponto dentro do triângulo representa uma composição possível de uma mistura dos três componentes ou pseudocomponentes, que pode consistir (idealmente de acordo com a regra das fases de Gibbs) numa, duas ou três fases. Estes pontos combinam-se para formar regiões com limites entre si que representam o "comportamento de fase" do sistema a temperatura e pressão constantes. No entanto, o diagrama de fases de Gibbs é uma observação visual empírica do estado do sistema e pode ou não expressar o verdadeiro número de fases numa determinada composição. As formulações monofásicas aparentemente claras podem ainda consistir em múltiplas fases isotrópicas (por exemplo, as microemulsões aparentemente claras de heptano/AOT/água consistem em múltiplas fases). Uma vez que estes sistemas podem estar em equilíbrio com outras fases, muitos sistemas, especialmente aqueles com elevadas fracções de volume de ambas as fases imiscíveis, podem ser facilmente desestabilizados por qualquer coisa que altere este equilíbrio, por exemplo, temperatura alta ou baixa ou adição de agentes modificadores da tensão superficial. No entanto, podem encontrar-se exemplos de microemulsões relativamente estáveis. Acredita-se que o mecanismo para remover a acumulação de ácido nos óleos de motores de automóveis envolve um baixo volume de fase aquosa, microemulsões de água em óleo (w/o). Teoricamente, o transporte das gotículas de ácido aquoso através do óleo do motor para as partículas de carbonato de cálcio microdispersas no óleo deve ser mais eficiente quando as gotículas são suficientemente pequenas para transportar um único ião de hidrogénio (quanto mais pequenas as gotículas, maior o número de gotículas e mais rápida a neutralização). [26,27]

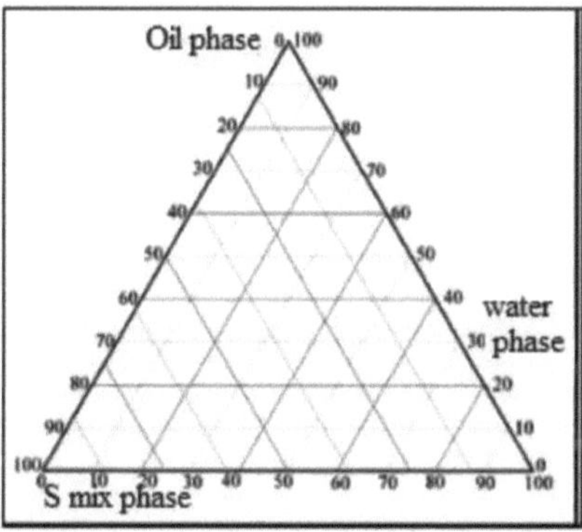

Fig. lDiagrama de fases **ternárias**

1.10 CARACTERIZAÇÃO DOS SMEDDS

Avaliações in-vitro

> Cor, Odor, Sabor.

> Carga da partícula (Potencial Zeta).

^Determinação do tempo de auto-emulsificação.

> Ensaio de transmitância.

> Medição de pontos de nuvem.

> Tamanho da gota.

> Medição da viscosidade.

> Estabilidade doSMEDDS.

> Desempenho biológico *in vivo*.

1.11 ANTIBIÓTICOS

1.11.1 Definição

Os antibióticos são compostos de origem natural, semi-sintética ou sintética que inibem o crescimento de microrganismos sem toxicidade significativa para o hospedeiro humano ou animal. Os antibióticos são moléculas que matam ou impedem o crescimento de microrganismos, incluindo bactérias e fungos. A nossa compreensão da forma como os antibióticos induzem a morte celular bacteriana centra-se na função celular bacteriana essencial que é inibida pela interação fármaco-alvo primária. Desde a descoberta da penicilina em 1929, foram descobertos e desenvolvidos outros antimicrobianos mais eficazes através da elucidação das interacções fármaco-alvo e da modificação da molécula do fármaco. Estes esforços aumentaram consideravelmente o nosso arsenal clínico. No entanto, a morte celular mediada por antibióticos é um processo complexo que começa com a interação física entre uma molécula de fármaco e o seu alvo específico nas bactérias e envolve alterações na bactéria afetada a nível bioquímico, molecular e ultra-estrutural. A prevalência crescente de bactérias resistentes aos fármacos, bem como o aumento dos meios para ganhar resistência, tornaram crucial compreender melhor os mecanismos multifacetados através dos quais os antibióticos atualmente disponíveis matam as bactérias, bem como explorar e encontrar terapias antibacterianas alternativas. A morte celular induzida por antibióticos tem sido associada à formação de quebras de ADN de cadeia dupla após o tratamento com inibidores da topoisomerase II (também conhecida como DNA girase), à paragem da síntese de ARN dependente do ADN após o tratamento com rifamicinas, a danos no invólucro celular e à perda de integridade estrutural após o tratamento com inibidores da síntese da parede celular e à energia celular, à ligação dos ribossomas e à má tradução das proteínas após o tratamento com inibidores da síntese proteica. Além disso, dados recentes apontam para um mecanismo comum de morte celular que envolve respostas celulares desvantajosas a stresses induzidos por fármacos que são partilhados por todas as classes de antibióticos bactericidas, o que acaba por contribuir para a morte por estes fármacos. Especificamente, o tratamento com concentrações letais de antibióticos bactericidas resulta na produção de radicais hidroxilo nocivos através de uma via comum de morte celular por danos oxidativos que envolve alterações no metabolismo central (isto é, no ciclo do ácido tricarboxílico) e no metabolismo do ferro.[28]

1.11.2 Classes de antibióticos

1. Antibióticos β-lactâmicos

ex.: penicilinas, cefalosporinas, carbapenemes, monobactâmicos, etc.

2. Tetraciclinas, por exemplo: Tetraciclina

3. Antibióticos macrólidos

ex: Eritromicina

4. Aminoglicosídeos

ex.: Gentamicina, Tobramicina, Amicacina

5. Quinolonas

ex.: Ciprofloxacina

6. Péptidos cíclicos

ex.: Vancomicina, estreptograminas, polimixinas

7. Lincosamidas, por exemplo: Clindamicina 8. Oxazolidinoides, por exemplo: Linezolida 9. Antibióticos de sulfa, por exemplo: sulfisoxazol[29] **1.11.3 Antibióticos de cefalosporina**

As cefalosporinas são a maior e mais diversificada família de antibióticos beta-lactâmicos. Estão estruturalmente e farmacologicamente relacionadas com as penicilinas. As cefalosporinas têm uma estrutura anelar beta-lactâmica infundida num anel dihidrotiazina de 6 membros, formando assim o núcleo cefem. Os compostos de cefalosporina foram isolados pela primeira vez a partir de culturas de bactérias *Cephalosporiumacremonium* encontradas num escoadouro de águas residuais ao largo da costa da Sardenha em 1948 pelo cientista italiano Giuseppe Brotzu. O primeiro agente cefalotina (cefalotina) foi lançado pela Eli Lilly em 1964.

1.11.4 Mecanismo de ação

As cefalosporinas são agentes bactericidas (o que significa que matam as bactérias) e têm o mesmo modo de ação que outros antibióticos beta-lactâmicos (como as penicilinas). Todas as células bacterianas têm uma parede celular que as protege. As cefalosporinas interrompem a síntese da camada de peptidoglicano das paredes celulares bacterianas, o que provoca a rutura das paredes e, eventualmente, a morte das bactérias. O peptidoglicano é um componente heteropolimérico da parede celular que proporciona uma estabilidade mecânica rígida. A etapa final de transpeptidação na síntese do peptidoglicano é facilitada por transpeptidases conhecidas como proteínas de ligação à penicilina (PBPs). As PBPs ligam-se à ligação D-Ala-D-Ala na extremidade dos muropeptídeos (precursores do peptidoglicano) para reticular o peptidoglicano.

As cefalosporinas imitam a estrutura da ligação D-Ala-D-Ala e ligam-se ao local ativo das PBPs, interrompendo o processo de reticulação. Se o peptidoglicano não conseguir reticular-se, a parede celular perde a sua força, o que resulta na lise celular.[30]

1.11.5 Classificação das cefalosporinas

As cefalosporinas são agrupadas em "gerações" com base no seu espetro de atividade antimicrobiana. Cada nova geração de cefalosporinas tem um espetro antimicrobiano significativamente maior para os gram-negativos do que a geração anterior e, na maioria dos casos, uma menor atividade contra os organismos gram-positivos. As cefalosporinas de quarta geração têm uma verdadeira atividade de largo espetro. Os agentes mais recentes têm semividas muito mais longas, o que resulta na diminuição da frequência de dosagem.

1.11.5.1 Cefalosporinas de primeira geração

-       Cefadroxil (Duricef)

-       Cefazedona

-       Cefazolina (Ancef, Kefazol)

As cefalosporinas de primeira geração têm um espetro de atividade relativamente estreito, centrado principalmente nos cocos gram-positivos.

a) espetro de atividade

Boa cobertura de cocos gram-positivos: *Estreptococos, estafilococos, enterococos* não é eficaz contra *Staph. aureus resistente à* meticilina, *Strep. pneumoniae* resistente à penicilina: *Escherichia coli, Proteus mirabilis e Klebsiellapneumoniae*, embora as susceptibilidades possam variar Fraca atividade *contra Moraxella catarrhalis* e *Hemophilusinfluenzae*.Ativo contra a maioria dos anaeróbios sensíveis à penicilina presentes na cavidade oral, exceto o grupo *Bacteroidesfragilis*.

b)Utilizações

Infecções não complicadas da pele e dos tecidos moles, infecções não complicadas do trato urinário, faringite estreptocócica, profilaxia cirúrgica.   Boas alternativas

toantistafilocócicaspenicilinas. As cefalosporinas de primeira geração não penetram bem no líquido cefalorraquidiano e não são adequadas para as infecções do SNC. A cefazolina é a cefalosporina de primeira geração mais frequentemente utilizada[a][31]

1.11.5.2 Cefalosporinas de segunda geração

- cefaclor (Ceclor, Raniclor)

- cefamandole (Mandol)

- cefprozil (Cefzil)

a)espetro de atividade

Cocos Gram-positivos: "Verdadeiro" 2nd As cefalosporinas de geração são quase comparáveis aos agentes de 1ª geração contra os estreptococos. As cefamicinas são menos activas contra cocos grampositivos do que os agentes de 1ª geração. Aeróbios Gram-negativos: *Hemophilusinfluenzae, Moraxellacatarrhalis, Proteusmirabilis, E.*

*Coli, Klebsiella, Neisseriagonorrheae.*Anaeróbios: ao contrário da 2ª geração

As cefalosporinas, as cefamicinas (cefotetan, cefoxitina e cefmetazol) têm atividade contra os Bacteroides anaeróbios, sem eficácia contra Pseudomonas e enterococos.

b)Utilizações

Infecções do trato respiratório superior e inferior, sinusite aguda, otite média, infecções do trato urinário não complicadas.As cefamicinas são úteis para infecções mistas aeróbias/anaeróbias da pele e tecidos moles, infecções intra-abdominais e ginecológicas e profilaxia cirúrgica.As cefalosporinas de segunda geração não atravessam a barreira hemato-encefálica e NÃO são usadas para infecções do SNC.[32,33]

1.11.5.3 Cefalosporinas de terceira geração

- Cefcapene (Flomox)

- Cefdinir (Omnicef)

- Cefditoren (Spectracef)

- Cefetamet (Altamet)

- Cefixime (Suprax)

As cefalosporinas de terceira geração têm uma atividade marcada contra as bactérias gram-negativas devido a uma maior estabilidade da beta-lactamase e à capacidade de penetrar na parede celular dos gram-negativos. As cefalosporinas de terceira geração são conhecidas por induzirem resistência nos bacilos Gram-negativos.

a)espetro de atividade

Cocos gram-positivos: Atividade limitada contra cocos gram-positivos (particularmente agentes disponíveis numa formulação oral).A cefotaxima, a ceftriaxona e a ceftizoxima têm a melhor cobertura gram-positiva dos agentes de terceira geração: *Staphylococcus aureus* suscetível à meticilina (embora menos do que os agentes de 1ª e 2ª geração), muito activos contra estreptococos dos grupos A e B e estreptococos viridans. A cefotaxima e a ceftriaxona são mais activas do que a ceftizoxima contra o *Streptococcus pneumoniae*. A cefixima e o ceftibuteno não têm atividade contra *o Staphylococcus*.

b)Utilizações

Meningite bacilar por Gram-negativos, infecções graves por Enterobacteriaceae, infecções do trato respiratório superior, otite média, pielonefrite, infecções da pele e dos tecidos moles. A ceftriaxona está indicada para a doença de Lyme e a gonorreia.A cefotaxima, a ceftazidima, a ceftriaxona, a ceftizoxima e o moxalactam têm uma excelente penetração no líquido cefalorraquidiano. As espécies de *Enterobacter* têm tendência para se tornarem resistentes durante a terapêutica com cefalosporinas, pelo que estas não são os fármacos de eleição para as infecções por Enterobacter.[34]

1.11.5.4 Cefalosporinas de quarta geração

- Cefepima (Maxipime)

- Cefluprenam

- Cefozopran (Firstein)

- Cefpirome (Cefrom, Keiten, Broact, Cefir)

- Cefquinoma

As cefalosporinas de quarta geração têm o espetro de atividade mais amplo, com uma atividade contra os organismos gram-positivos semelhante à das cefalosporinas de primeira geração. Apresentam também uma maior resistência às beta-lactamases do que as cefalosporinas de terceira geração. A cefepima e o cefpirome são altamente activos contra muitos organismos resistentes que tradicionalmente têm sido difíceis de tratar.

a)espetro de atividade

Cocos Gram-positivos: *Streptococcus pneumoniae*, estreptococos dos grupos A e B, *Staphylococcus aureus* suscetível à meticilina (menos potente do que os agentes de 1ª e 2ª geração).Bactérias Gram-negativas: Maior atividade em comparação com a 3ª geração. Excelente atividade contra Enterobacteriaceae e Pseudomonas aeruginosa.cobertura anaeróbia mínima.

b)Utilizações

A cefepima e o cefpirome são altamente activos contra os agentes patogénicos nosocomiais e são utilizados principalmente nas infecções nosocomiais. A cefepima penetra no SNC e pode ser utilizada no tratamento da meningite.

1.11.5.5 Cefalosporinas de quinta geração

-   Ceftarolinefosamil

-   Ceftobiprole

A ceftarolina é única na sua atividade contra *Staphylococcus aureus* multirresistente, incluindo MRSA, VRSA e VISA. A ceftarolina é o único beta-lactâmico com atividade contra o MRSA. O ceftobiprolo é uma cefalosporina de largo espetro com atividade contra cocos gram-positivos, incluindo MRSA e *Staphylococcus epidermidis* resistente à meticilina (MRSE), *Streptococcus pneumoniae* resistente à penicilina, *Enterococcus faecalis* e muitos bacilos gram-negativos, incluindo *E. coli* produtora de AmpC *e Pseudomonas aeruginosa*. É investigado no tratamento de infecções complicadas da pele e da estrutura da pele.A aprovação do Ceftobiprole pela FDA continua a ser adiada. Este antibiótico provavelmente não chegará ao mercado dos EUA.

1.11.6 IMPORTÂNCIA DA UTILIZAÇÃO LIMITADA DE ANTIBIÓTICOS

A utilização de todos os medicamentos deve ser limitada. Mas isto é especialmente verdade no caso dos antibióticos pelas seguintes razões

1. **Envenenamento e reacções:** Os antibióticos não só matam as bactérias, como também podem prejudicar o organismo, quer envenenando-o, quer provocando reacções alérgicas. Todos os anos morrem muitas pessoas por tomarem antibióticos de que não necessitam.

2. **Perturbar o equilíbrio natural:** Nem todas as bactérias do corpo são prejudiciais. Algumas são necessárias para o funcionamento normal do organismo. Os antibióticos matam frequentemente as bactérias boas juntamente com as nocivas. Os bebés a quem são administrados antibióticos desenvolvem por vezes infecções na boca ou na pele causadas por fungos ou leveduras. Por razões semelhantes, as pessoas que tomam ampicilina e outros antibióticos de largo

espetro durante vários dias podem desenvolver diarreia. Os antibióticos podem matar alguns tipos de bactérias necessárias para a digestão, perturbando o equilíbrio natural das bactérias no intestino.

3. Resistência ao tratamento: A longo prazo, a razão mais importante pela qual a utilização de antibióticos deve ser limitada é o facto de, quando os antibióticos são utilizados em demasia, se tornarem menos eficazes. Tornam-se resistentes ao antibiótico. Por esta razão, certas doenças perigosas, como a febre tifoide, estão a tornar-se mais difíceis de tratar do que eram há alguns anos atrás. O cloranfenicol tem sido utilizado em demasia para infecções menores, infecções para as quais outros antibióticos seriam mais seguros e funcionariam igualmente bem ou para as quais não é necessário qualquer antibiótico.[35,36]

CAPÍTULO 2

2.0 FINALIDADE E OBJECTIVOS

2.1Aim

O principal objetivo deste projeto é testar a hipótese de que as formulações em auto-microemulsão desempenham um papel eficaz no aumento da biodisponibilidade oral. A biodisponibilidade oral de fármacos pouco hidrossolúveis pode ser aumentada quando coadministrados com uma refeição rica em gordura, o que tem levado a um interesse recente e crescente na formulação de fármacos pouco hidrossolúveis em lípidos.

O principal objetivo deste projeto era o seguinte

1. Para aumentar a solubilidade de fármacos hidrofóbicos.

2. Aumentar a biodisponibilidade do medicamento cefadroxil mono-hidratado.

2.2 Objectivos

O trabalho proposto envolve formulações e avaliações de sistemas de administração de medicamentos auto-microemulsionantes. Os objectivos importantes do trabalho de investigação proposto foram

1. Efetuar os estudos de solubilidade.

2. Formular e avaliar sistemas de administração de fármacos auto-microemulsionantes de cefadroxil mono-hidratado.

3. Avaliar os estudos de libertação *in-vitro* das formulações desenvolvidas.

4. Efetuar a avaliação farmacocinética das formulações desenvolvidas.

5. Avaliar a estabilidade das formulações seleccionadas de acordo com as directrizes da CIH.

CAPÍTULO 3

3.1 PLANO DE TRABALHO

3.2 Inquérito bibliográfico

3.2.1 Fonte de dados

Os dados preliminares necessários para o estudo experimental serão obtidos a partir de.

> PUBMED, Google, sítio do Instituto Internacional de Patentes (WPO).

> Revistas científicas.

> Faculdade de Farmácia da EEMBiblioteca SonaiLivros e revistas.

3.2.2 Método de recolha de dados

As propriedades físico-químicas do medicamento foram recolhidas do centro de informação sobre medicamentos, de vários livros, revistas, sítios Web e outras fontes, como bases de dados de literatura de investigação, tais como Medline, Science Direct, etc. Os dados experimentais foram recolhidos a partir do estudo do medicamento; a sua formulação através da investigação das variáveis do processo e do produto no laboratório da organização Jubilant.

3.3 . Materiais e equipamentos

3.4 Estudos de pré-formulação

3.4.1 Autenticação da amostra de droga

    a. Características físicas

    b. Ponto de fusão

    c. Análise espetral UV

    d. Análise espetral FT-IR

    e. Determinação da PKa

    f Determinação da solubilidade.

3.4.2 . Metodologia analítica

3.4.2.1 Preparação da curva de calibração em diferentes solventes para Solubilidade.

3.4.3 Seleção de componentes para formulações de SMEDDS.

3.3.3.1 Determinação da solubilidade nos óleos, tensioactivos e co-surfactantes

3.5 Estudo de interação dos excipientes do medicamento (estudo de compatibilidade)

a)Observação visual

b) Espectroscopia U.V.

c) Espectroscopia de infravermelhos

3.5 Trabalhos experimentais

3.5.1 Formulação e desenvolvimento de formulações SMEDDS

3.6 Caracterização e seleção das formulações SMEDDS

3.6.1 Avaliações *in-vitro*

- ❖ Cor, Odor, Sabor.
- ❖ Conteúdo do medicamento
- ❖ Carga da partícula (Potencial Zeta).
- ❖ Determinação do tempo de auto-emulsificação.
- ❖ Ensaio de transmitância.
- ❖ Medição da viscosidade.
- ❖ Teste de condutividade
- ❖ Medição de pontos de nuvem.
- ❖ Tamanho da gota.
- ❖ Estudo de dissolução *in vitro*
- ❖ Estabilidade doSMEDDS

3.71 Estudo *n-vivo* da formulação SMEDDS selecionada

3.72   esultados e discussão

3.73 Conclusão

3.74 Referências

CAPÍTULO 4

4.1 REVISÃO DA LITERATURA

Foi efectuada uma revisão explícita da literatura através da exploração de várias revistas nacionais e internacionais, de livros de referência oficiais e da navegação em vários sítios Web na Internet.

1. **Ping Zhang** et al (2008) relataram a preparação e a avaliação de um sistema de libertação de fármacos auto-microemulsionado de oridonina. Os SMEDDS foram caracterizados por observação morfológica, tamanho das gotículas, determinação do zetapotencial, medição do ponto de nuvem e estudo de libertação *in vitro*. A formulação óptima consistiu numa mistura de 30% de maisina 35-1 e labrafac CC (1:1), 46,7% de cremopher EL e 23,3% de transcutol P. O teste de libertação *in vitro* mostrou uma libertação completa da oridonina do SMEDDS em aproximadamente 12 horas.[37]

2. **Ajeet K. Singh** et al (2008) relataram o desenvolvimento e a otimização de um sistema de administração de fármacos auto-emulsionante (SMEDDS) carregado com exemestano. As formulações SMEDDS foram testadas quanto às propriedades microemulsionantes e as formulações resultantes carregadas com exemestano (ME1, ME2, ME3, ME4 e ME5) foram investigadas quanto à clareza, separação de fases, tamanho e forma dos glóbulos, potencial zeta, efeito de vários diluentes e diluições, estabilidade termodinâmica e térmica. A partir dos resultados, conclui-se que o aumento do tamanho das gotículas é proporcional à concentração de óleo na formulação SMEDDS. Foi observada uma pequena diferença no tamanho das gotículas e no potencial zeta ao variar os diluentes e as diluições (1:10, 1:50 e 1:100). As formulações que se revelaram termodinamicamente estáveis (ME1, ME2, ME3 e ME4) foram submetidas a estudos de estabilidade de acordo com as directrizes da Conferência Internacional sobre Harmonização (ICH).[38]

3. **Maulik J. Patel** et al (2010) relataram a formulação e a avaliação de um sistema de administração de lovastatina por auto-microemulsificação. A partir do estudo de solubilidade, observou-se uma melhor solubilidade em óleo de girassol (óleo), acrysol K140 (surfactante), capmul MCM C8 (co-surfactante). O tamanho das gotas foi de 18 a 24 nm. A formulação era clara e quase 100% de transmitância após a diluição com 0,1 mol/l de HCl e água. A droga foi liberada até 92% em 1 h. Os dados de liberação foram comparados com o produto comercializado[39]

4. **Hymapet** al (2014) relatou a formulação e caraterização do novo sistema de entrega de medicamentos auto-microemulsionantes de glimepirida. o método de titulação de água foi

utilizado para a preparação de SMEDDS. Tween 80 e transcutol como surfactante e co-surfactante com óleo de girassol são identificados como formulação otimizada de SMEDDS para glimepirida. A análise FTIR foi efectuada para investigar a compatibilidade do excipiente do fármaco. Os novos candidatos a fármacos pouco solúveis em água são aproximadamente 40%, cuja administração oral está frequentemente associada a implicações de baixa biodisponibilidade, elevada variabilidade intra e inter-sujeitos e falta de proporcionalidade da dose, estes fármacos são de natureza hidrofóbica, que é frequentemente dissolvida em SMEDDS.[40]

5. **Kiran Kumaret** al (2014) relataram o desenvolvimento de sistemas sólidos de entrega de medicamentos auto-emulsionantes contendo Efavirenz: avaliação in *vitro* e *in vivo*. A formulação optimizada do sistema líquido auto-emulsionante (F3) foi convertida em SMEDDS sólido com pó de fluxo livre por adsorção num transportador sólido como o Neusilin US2 para encapsulamento. Os estudos de difração de raios X não revelaram qualquer interação físico-química. As características de dissolução in-vitro e os estudos de biodisponibilidade in-vivo da formulação optimizada e do padrão de referência confirmaram que a melhor absorção sistémica e a biodisponibilidade também aumentaram com a formulação optimizada.[41]

6. **BhagwatDurgacharanet** al (2012) relatou o desenvolvimento de um sistema de administração de fármacos auto-microemulsionante sólido com neusilina us2 para aumentar a taxa de dissolução do telmisartan. O SMEDDS foi preparado utilizando ácido oleico, tween 80 e PEG 400 como óleo, tensioativo e co-surfactante, respetivamente. Para a formulação de SMEDDS estáveis, a região da microemulsão foi identificada através da construção de um diagrama de fases pseudo-ternário contendo diferentes proporções de tensioativo: co-surfactante (valor Km 1:1, 2:1 e 3:1), óleo e água. A SMEDDS preparada foi avaliada relativamente ao estudo da estabilidade termodinâmica, testes de dispersibilidade, tamanho dos glóbulos e potencial zeta. O S-SMEDDS foi preparado por técnica de adsorção utilizando Neusilin US2 como veículo sólido. O S-SMEDDS preparado foi avaliado quanto às propriedades de fluxo, teor de fármaco, propriedades de reconstituição, FTIR e estudo de dissolução in-vitro. Os resultados mostraram que o SMEDDS líquido preparado passou no teste de dispersibilidade com boa estabilidade termodinâmica. O tamanho do glóbulo foi de 30,2 nm com um índice de polidispersão de 0,116 e um potencial zeta de -5,80 mV. Os resultados da dissolução in-vitro mostraram que houve um aumento da taxa de dissolução do TEL em comparação com a do TEL

simples.[42]

7. **Ying Liu** et al (2009) relataram a otimização e a absorção intestinal *in situ* de um sistema de administração de fármacos auto-microemulsionantes de oridonina. Foi utilizado um desenho composto central (CCD) para investigar a influência dos factores nas respostas, incluindo o tamanho das gotículas, a polidispersidade, a solubilidade de equilíbrio e a taxa de absorção intestinal in situ. Além disso, foi aplicada a abordagem da função de desejabilidade para obter o melhor compromisso entre as múltiplas respostas. Verificou-se que a percentagem de óleo desempenhou um papel significativo no tamanho das gotículas e na polidispersão. A solubilidade de equilíbrio do fármaco contribuiu principalmente para a percentagem de óleo e menos para a relação Sur/Co-s. A absorção intestinal *in situ* foi influenciada por ambos os factores, enquanto a percentagem de óleo desempenhou um papel mais importante na absorção. Os valores de resposta prática sob a formulação optimizada estavam em boa conformidade com os valores previstos. Os nossos resultados demonstram que a CCD é útil para otimizar a formulação do SMEDDS e compreender os efeitos das composições da formulação nas propriedades do SMEDDS.[43]

8. **Ashok R.** et al (2007) relataram a preparação e a avaliação *in vivo* de SMEDDS contendo fenofibrato. As formulações SMEDDS foram testadas quanto às propriedades microemulsionantes e as microemulsões resultantes foram avaliadas quanto à clareza, precipitação e distribuição do tamanho das partículas. O desenvolvimento e o rastreio da formulação foram efectuados com base nos resultados obtidos a partir dos diagramas de fase e nas características das microemulsões resultantes. A formulação optimizada para os estudos de dissolução in vitro e farmacodinâmica foi composta por labrafac CM10 (31,5%), tween 80 (47,3%) e polietilenoglicol 400 (12,7%). A formulação SMEDDS mostrou uma libertação completa em 15 minutos, em comparação com o medicamento simples que mostrou uma taxa de dissolução limitada.[44]

9. **SurjyanarayanMandalet** al (2010) relatou o desenvolvimento de uma formulação de microemulsão para o aumento da solubilidade da flunarizina. A microemulsão optimizada foi caracterizada pela sua transparência, tamanho das gotículas, potencial zeta, viscosidade, ensaio de % e estudo de estabilidade, etc. O tamanho das partículas e o potencial zeta da microemulsão optimizada foram de 12,3 nm e -6,34 mV, respetivamente. O teor de fármaco da formulação de microemulsão foi de 98,29±0,91. Os dados de viscosidade indicaram que a microemulsão era do tipo O/W. Verificou-se que 78,49% e

71,53% do fármaco foram libertados em 8 horas nos estudos *in-vitro* e *ex-vivo*, respetivamente.[45]

10. **Sagar D. Mandawgadeet** al (2008) relataram o desenvolvimento de SMEDDS utilizando lipófilos naturais: aplicação à administração de β-artemeter. Foram formulados SMEDDS baseados em N-LCT e óleo modificado disponível no mercado (Capryol 90) e a sua aplicação para melhorar a administração de um fármaco antimalárico lipofílico, o Artemeter (BAM), foi também avaliada. Os SMEDDS carregados com BAM foram caracterizados em relação ao tamanho médio dos glóbulos e ao perfil de libertação do fármaco *in vitro* em comparação com a formulação comercializada. O desempenho antimalárico comparativo *in vivo* das SMEDDS desenvolvidas foi avaliado contra ratinhos machos suíços infectados com a estirpe ANKA letal de *Plasmodium berghei*. Os parâmetros estudados foram a percentagem de atividade parasitémica em relação ao tempo e ao período de sobrevivência do animal. Ambos os BAM-SMEDDS mostraram uma excelente eficiência de auto-microemulsificação e libertaram >98% do fármaco em apenas 15 minutos, ao passo que (Larither®) mostrou apenas 46% de libertação do fármaco no final de 1 h. O tamanho médio do glóbulo para BAM-SMEDDS optimizado foi <100 nm. Os estudos antimaláricos revelaram que o BAM-SMEDDS resultou em uma melhoria significativa na atividade antimalárica ($P < 0,05$) em comparação com o (Larither®) e o BAM solubilizado nas fases oleosas e no surfactante.[46]

11. **ShivabinduKundarapu** et al (2014) relataram a conceção e a caraterização de um sistema de administração de fármacos autoemulsionante de repaglinida. Oito formulações auto-emulsionantes foram preparadas usando azeite, tween 80, PEG 400 em várias proporções. A formulação líquida SEDDS foi convertida em pó de fluxo livre por absorção num suporte sólido. As propriedades de auto-emulsificação, o tamanho das gotículas e o potencial zeta da formulação optimizada foram estudados após diluição com água. Os resultados indicaram que a taxa e a extensão da dissolução do fármaco foram significativamente superiores às do fármaco puro. Os resultados deste estudo demonstram a potencial utilização de SEDDS como meio de melhorar a solubilidade, a dissolução e, concomitantemente, a biodisponibilidade.[47]

12. **sudhanshusharmaet** al (2010) relataram a caraterização *in vitro* da formulação e estudos de estabilidade de sistemas de administração de fármacos auto-microemulsionantes de domperidona. os SMEDDS foram caracterizados quanto à robustez à diluição, tamanho do glóbulo, índice de polidispersão e potencial zeta. O tamanho médio dos glóbulos

situou-se no intervalo 146-230 nm. O potencial zeta de todas as formulações foi inferior a -30, indicando uma boa estabilidade. Concluiu-se que o SMEDDS preparado com ácido oleico, tween 80 e PEG 400 e uma relação de co-surfactante surfactante (3:1) é uma abordagem promissora para melhorar a solubilidade e a taxa de dissolução da domperidona.[48]

13. **SatishPuttachariet** al (2010) relatou a conceção e avaliação de sistemas de administração de fármacos auto-micro emulsionantes de Aciclovir. Com base na solubilidade e no diagrama de fases, foram preparados protótipos de formulações variando a quantidade de óleos e as proporções de tensioactivos e co-sensioactivos. O Tween foi selecionado como surfactante, o transcutol como co-surfactante e o ácido oleico como componente do óleo com base no estudo de solubilidade. Todas as formulações preparadas exibiram propriedades de auto-emulsificação. A formulação optimizada continha Aciclovir (40 mg), tween 80 (56,25%), transcutol (18,75%) e ácido oleico (25%). A difusão *in-vitro* do SMEDDS foi significativamente maior em comparação com o produto comercializado.[49]

14. **Yogeshwar G. Bachhavet** al (2009) relatou SMEDDS de Glyburide (GLY): avaliação in vitro da formulação e estudos de estabilidade. O perfil de dissolução in vitro do GLY SMEDDS foi avaliado em comparação com o comprimido de GLY comercializado e o medicamento puro em tampões de pH 1,2 e pH 7,4. A estabilidade química do GLY em SMEDDS foi determinada de acordo com as directrizes da Conferência Internacional de Harmonização. A área de existência da microemulsão aumentou com o aumento da concentração do cosurfactante (Transcutol P). A microemulsão de GLY apresentou um tamanho de glóbulo de 133,5 nm e um índice de polidispersão de 0,94. Os estudos de estabilidade indicaram que o GLY sofre uma degradação significativa nos SMEDDS desenvolvidos. Esta observação foi totalmente inesperada e foi registada pela primeira vez.[50]

15. **Adhvait R.** et al (2009) relataram a preparação de dixit e a avaliação da biodisponibilidade de SMEDDS contendo valsartan. O SMEDDS de valsartan foi preparado utilizando capmul MCM (óleo), tween 80 (tensioativo) e polietilenoglicol 400 (co-surfactante). A distribuição do tamanho das partículas, o potencial zeta e o índice de polidispersão foram determinados e foram encontrados 12,3 nm, -0,746 e 0,138, respetivamente. A taxa de difusão do valsartan foi medida pelo método do saco de diálise in vitro utilizando tampão fosfato pH 6,8 como meio de difusão. A biodisponibilidade oral do valsartan SMEDDS foi verificada utilizando o modelo do coelho. Os resultados da taxa de difusão e da

biodisponibilidade oral do valsartan SMEDDS foram comparados com os da solução pura do fármaco e da formulação comercializada. A difusão do valsartan SMEDDS mostrou uma libertação máxima do fármaco quando comparada com a solução pura do fármaco e a formulação comercializada.[51]

16. **AshishDeshmukh** et al (2009) apresentaram um relatório sobre a formulação e a avaliação *in vitro* de um sistema de administração de fármacos auto-microemulsionantes de furosemida. Prepararam um SMEDDS optimizado de Furosemida composto por CAPTEX 500 como óleo e cremophore EL como tensioativo numa proporção de 20:80. O SMEDDS optimizado de furosemida mostrou um aumento da taxa de dissolução da furosemida no fluido gástrico simulado e no tampão fosfato a 5,8 pH, independentemente do pH, em comparação com o comprimido comercializado LASIX O (Furosemida 40 g$^{m)}$.[52]

17. **AshishDeshmukh** et al (2009) relataram novos sistemas de entrega de medicamentos auto-emulsificantes (SMEDDS) de Efavirenz. O SMEDDS otimizado de EFV foi preparado dissolvendo EFV em veículos selecionados, como PEG-6 glicerídeos caprílicos / cápricos (Softigen® 767) como óleo, óleo de rícino polioxil 35 (cremophor® EL) como surfactante e glicerilcaprilato / caprato (Capmul® MCM) como co-surfactante. A proporção de óleo, surfactante e co-surfactante em SMEDDS líquido de EFV foi otimizada usando diagrama de fase ternária, estudo de separação de fase, análise de tamanho de gota e estudo de dissolução in vitro. A composição optimizada de SMEDDS de óleo para surfactante / conteúdo de co-surfactante não mostrou separação de fases em HCl 0,1N e água com o tamanho da gota variando de 39-46 nm, o que indica a formação de microemulsão estável homogénea em ambos os meios. Os dados de dissolução in-vitro mostraram um aumento surpreendente e significativo da taxa de dissolução do EFV sob a forma de SMEDDS em comparação com o pó puro de EFV.[53]

18. **Zh. Ch. KE** et al (2009) relataram a conceção e a avaliação de um sistema de administração de fármacos auto-microemulsionantes (SMEDDS) de Naproxeno. Foi estudado o efeito do teor de óleo, da diluição e da incorporação do fármaco no tamanho médio das gotículas das microemulsões resultantes. A formulação otimizada do SMEDDS foi avaliada para o perfil de dissolução in vitro em comparação com o medicamento puro e a formulação comercializada. A área da região de microemulsão o/w no diagrama de fase foi aumentada com o aumento do Km. O SMEDDS produziu microemulsão com tamanho de gota inferior a 50 nm, que não foi afetado pelo pH do meio de diluição. O

SMEDDS optimizado exibiu um perfil de dissolução in vitro superior em comparação com o medicamento puro e as cápsulas comerciais.[54]

19. **Ganga Srinivasanet** al (2014) relatou o desenvolvimento e a avaliação de sistemas de entrega de medicamentos auto-emulsionantes de Domperidona. As propriedades de auto-microemulsificação in vitro e a análise do tamanho das gotículas dos SMEDDS foram estudadas após a sua adição à água sob agitação ligeira. Além disso, as formulações resultantes foram investigadas quanto à clareza, separação de fases, tamanho dos glóbulos, robustez à diluição, índice de polidispersão, potencial zeta e estabilidade à congelação-descongelação. O tamanho médio dos glóbulos situou-se no intervalo de 35-40 nm. O potencial zeta da formulação optimizada foi inferior a -30mv, indicando uma boa estabilidade. As formulações preparadas mostraram uma melhoria acentuada na solubilidade e na taxa de dissolução do fármaco, o que pode ser o resultado da diminuição da cristalinidade do fármaco e dos aditivos. A formulação (F8) mostrou uma taxa de dissolução mais rápida de 88,67% em 60 minutos do fármaco, em comparação com as outras formulações.[55]

20. **VivekBorhadeet** al (2014) relataram o design e a avaliação do sistema de entrega de medicamentos auto-microemulsificantes de Tacrolimus. A formulação optimizada do SMEDDS foi avaliada quanto ao perfil de dissolução in vitro em comparação com o fármaco puro e a formulação comercializada (cápsulas Pangraf). A atividade imunossupressora in vivo do FK 506 SMEDDS foi avaliada em comparação com as cápsulas de Pangraf. A área da região de microemulsão o/w no diagrama de fases foi

aumentou com o aumento do Km. A SMEDDS produziu uma microemulsão com um tamanho de glóbulo inferior a 25 nm que não foi afetado pelo pH do meio de diluição. A SMEDDS foi robusta à diluição e não mostrou qualquer separação de fases e precipitação do fármaco mesmo após 24 h. A SMEDDS optimizada exibiu um perfil de dissolução in vitro superior em comparação com o fármaco puro e as cápsulas de Pangraf.[56]

21. **Umesh T. Jadhao** et al (2013) relataram o desenvolvimento e a avaliação *in vitro* de um comprimido flutuante intra-gástrico de cefadroxil mono-hidratado. Na presente investigação, procurou-se aumentar a eficácia terapêutica para reduzir a frequência de administração e melhorar a adesão dos doentes ao desenvolver um comprimido flutuante de cefadroxil mono-hidratado utilizando vários graus de polímero formador de matriz hidrofílica HPMC K100M e HPMC K15M, lactose, bicarbonato de sódio e ácido cítrico como agente gerador de gás. Foi aplicado sistematicamente um modelo de 32 factores; a

quantidade de HPMC K15M (X1) e a quantidade de HPMC K100M (X2) foram seleccionadas como variáveis independentes. O tempo necessário para 50% de libertação do fármaco (t50%), a percentagem de libertação do fármaco às 12 horas (Q12) e a percentagem de libertação do fármaco às 6 horas (Q6) foram seleccionados como variáveis dependentes. Os comprimidos são preparados pelo método de compressão direta. A mistura de pós foi avaliada quanto à densidade aparente, à densidade de batida, ao ângulo de repouso, ao índice de compressibilidade e ao rácio de Hausner. Os valores indicam boas propriedades de fluxo e compressão. Os comprimidos comprimidos foram avaliados em termos das suas características físicas, libertação in vitro, flutuabilidade e tempo de atraso da flutuabilidade. Todas as observações estão dentro dos limites prescritos. . Os dados in vitro foram ajustados a diferentes modelos cinéticos.[57]

22. **XuemeiZhuang** et al (2011) relataram a formulação e a caraterização físico-química de um novo sistema de entrega auto-microemulsionante como agente hidrotrópico e solubilizante para o penfluridol. As composições óptimas dos sistemas formados foram analisadas através de estudos de viscosidade e testes de tamanho de gotículas de microemulsão. A formulação óptima da auto-microemulsão carregada com penfluridol consiste em penfluridol 5,0%, óleo (MCT) 15,8%, tensioativo (cremophor EL) 52,8%, cosurfactante (PEG-400) 26,4% com o tamanho médio das partículas de aproximadamente (53,5±4,3) nm. A microscopia eletrónica de transmissão (TEM) revelou a natureza esférica e a homogeneidade do tamanho das gotículas da microemulsão. Não foram observadas variações significativas (tamanhos das gotículas e conteúdo de penfluridol) na microemulsão durante um período de 30 dias a 4° C e 25° C, respetivamente. A auto-microemulsão desenvolvida provou ser um candidato potencial para melhorar a solubilidade do penfluridol.[58]

CAPÍTULO 5

5.1 PERFIL DO MEDICAMENTO E DOS EXCIPIENTES

5.2 Cefadroxil mono-hidratado[59]

5.2.1 Descrição

O cefadroxil é um medicamento antibacteriano cefalosporina de primeira geração que é o derivado para-hidroxilado da cefalexina e é utilizado de forma semelhante no tratamento de infecções susceptíveis ligeiras a moderadas, como a bactéria Streptococcus pyogenescausadora da doença popularmente designada por faringite estreptocócica ou amigdalite estreptocócica, infeção do trato urinário, infeção do trato reprodutivo e infecções cutâneas.

5.2.2 Sinónimos:Cefadroxil mono-hidratado.

5.2.3 Estrutura

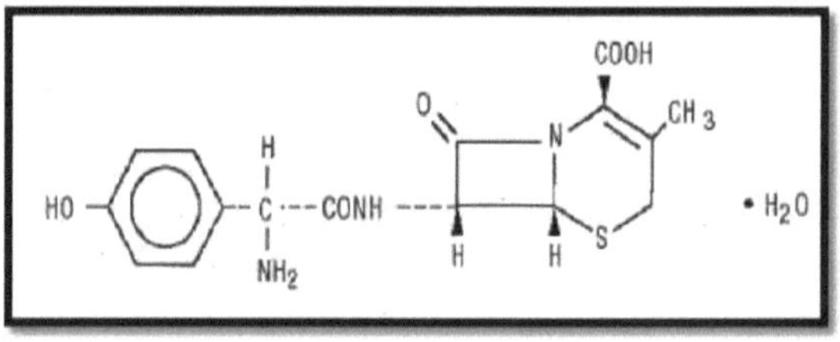

Fig. nº 2Estrutura do cefadroxil mono-hidratado

5.2.4 Nome IUPAC

(6R,7R)-7-{[(2R)-2-amino-2-(4-hydroxyphenyl)acetyl]amino}-3-methyl-8-oxo-5-thia-l-ácido azabiciclo[4.2.0]oct-2-eno-2-carboxílico

5.2.5 Fórmula química

Ci6¾7N3O5S

Quadro n.º 4Propriedades do cefadroxil mono-hidratado

SR NO	PROPERTY	VALUE
1	State	Solid
2	Pka	3.44
3	water solubility	3.99 g/l
4	Log P	0.51
5	Log P	-2.4
6	Logs	-3
7	pKa (strongest acidic)	3.45
8	pKa (strongest basic)	7.43
9	hydrogen acceptor count	6
10	hydrogen donor count	4
11	Refractivity	90.95

5.2.6 Absorção

O cefadroxil é bem absorvido quando administrado por via oral. Os alimentos não interferem com a sua absorção.

5.2.7 Farmacodinâmica

Cefadroxil é um antibiótico cefalosporina de primeira geração. É utilizado no tratamento de infecções do trato urinário, infecções da pele e da estrutura da pele.

5.2.8 Mecanismo de ação

Como todos os antibióticos beta-lactâmicos, o cefadroxil liga-se a proteínas específicas de ligação à penicilina (PBPs) localizadas no interior da parede celular bacteriana, causando a inibição da terceira e última fase da síntese da parede celular bacteriana. A lise celular é então mediada por enzimas autolíticas da parede celular bacteriana, como as autolisinas; é possível que o cefadroxil interfira com um inibidor da autolisina.

5.2.9 Via de eliminação

Mais de 90% do medicamento é excretado inalterado na urina em 24 horas. Atravessa a placenta e aparece no leite materno.

5.2.10 Ligação de proteínas

As taxas de ligação do cefadroxil foram de 28,1%

5.2.11   Meia-vida

Meia-vida terminal =1,5 horas

5.2.12   Toxicidade

Podem ocorrer náuseas, vómitos, diarreia e erupções cutâneas alérgicas

5.2.13   Organismos afectados

Humanos e outros mamíferos

5.2.14   Interacções medicamentosas

DURICEF (cefadroxil) deve ser prescrito com precaução em indivíduos com antecedentes de doença gastrointestinal, particularmente colite. O DURICEF (cefadroxil) está contraindicado em doentes com alergia conhecida ao grupo de antibióticos das cefalosporinas.

5.3   Tween-8O[60]

5.3.1   Descrição

O polissorbato 80 é um tensioativo não iónico e um emulsionante frequentemente utilizado em alimentos e cosméticos. Este composto sintético é um líquido amarelo viscoso e solúvel em água.

5.3.2   Estrutura

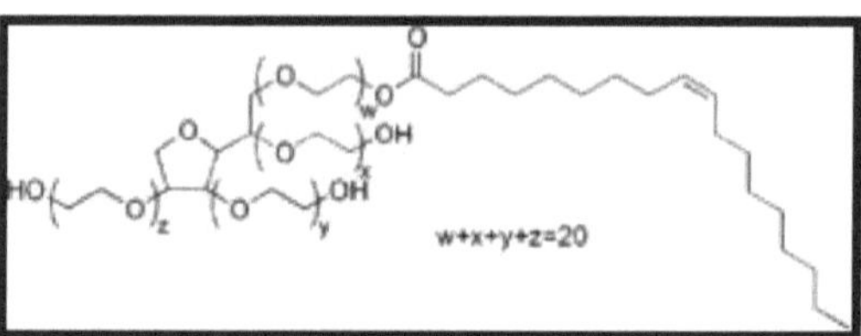

Fig. no. 3Estrutura de tween-80

5.3.3   Denominação IUPAC: Monooleato de polioxietileno (20) sorbitano

5.3.4   Propriedades físicas do Tween-8O

    Química i'oπnuiaT'₆ . | ı 1 |₂ .|O₂ ,6

5.3.5   Massa molar: 1310 g/mol.

5.3.6   Aspeto: Líquido viscoso de cor âmbar.

5.3.7   Densidade: 1,06-1,09 g/mL, líquido oleoso.

5.3.8   Ponto de ebulição:>100°C

5.3.9   Solubilidade em água: Muito solúvel

5.3.10   Solubilidade noutros solventes: solúvel em etanol, óleo de semente de algodão, metanol.

5.3.11 Viscosidade: 300-500 centistokes (25° C)

5.3.12 Riscos

Principais perigos: Irritante

5.3.13 Química

O polissorbato 80 é derivado do polietoxilado-sorbitano e do ácido oleico. Os grupos hidrofílicos deste composto são poliéteres, também conhecidos como grupos polioxietileno, que são polímeros de óxido de etileno. Na nomenclatura dos polissorbatos, a designação numérica a seguir ao polissorbato refere-se ao grupo lipofílico, neste caso o ácido oleico.

5.3.14 Denominação química do polissorbato 80

Polioxietileno(20) monooleato de sorbitano(x)- mono-9-octadecenoato de sorbitano poli (oxi- 1, 2-etanodiilo). A concentração micelar crítica do polissorbato 80 em água pura é de 0,012 mM.

5.3.15 Utilizações

a) Utilização alimentar

O polissorbato 80 é utilizado como emulsionante em alimentos, por exemplo, no gelado, o polissorbato é adicionado até uma concentração de 0,5% (v/v) para tornar o gelado mais suave e fácil de manusear, bem como aumentar a sua resistência à fusão. A adição desta substância evita que as proteínas do leite cubram completamente as gotículas de gordura. Isto permite-lhes juntarem-se em cadeias e redes, que retêm o ar na mistura e proporcionam uma textura mais firme que mantém a sua forma à medida que o gelado derrete.

b)Utilização na saúde e beleza

O polissorbato 80 é também utilizado como tensioativo em sabões e cosméticos ou como solubilizante, por exemplo, num elixir bucal. O grau cosmético do polissorbato 80 pode ter mais impurezas do que o grau alimentar.

c)Utilização médica

O polissorbato 80 é um excipiente utilizado para estabilizar formulações aquosas de medicamentos para administração parentérica e utilizado como emulsionante no fabrico do popular antiarrítmico amiodarona. É também utilizado como excipiente em algumas vacinas europeias e canadianas contra a gripe. É também utilizado na cultura de Mycobacterium tuberculosis em caldo Middlebrook 7H9. É também utilizado como emulsionante no medicamento regulador de estrogénios Estrasorb.

d)Utilização em laboratório

Algumas micobactérias contêm um tipo de lipase (enzima que quebra as moléculas de lípidos). Quando adicionadas a uma mistura de polissorbato 80 e vermelho de fenol, fazem com que a solução mude de cor, pelo que este é um teste utilizado para identificar o fenótipo de uma estirpe ou isolado.

5.3.16 Consumo e efeitos potenciais

Na Europa e na América, as pessoas ingerem, em média, cerca de 100 mg de polissorbato 80 nos alimentos por dia. As vacinas contra a gripe contêm 25 µg de polissorbato 80 por dose. Em geral, o polissorbato 80 é seguro e bem tolerado, embora um pequeno número de pessoas possa ser sensível a esta substância e possa ser prejudicial para as pessoas com doença de Crohn. Os ratos alimentados com dietas contendo até 5% de polissorbato 80 por volume durante 12 semanas não apresentaram efeitos tóxicos. No entanto, os níveis de polissorbato 80 utilizados no estudo foram determinados com base num consumo humano máximo assumido de 750 mg por dia e o estudo encontrou diferenças estatisticamente significativas na eficiência da utilização calórica.

5.4 PEG-400[61]

5.4.1 Descrição

O PEG 400 (polietilenoglicol 400) é um grau de polietilenoglicol de baixo peso molecular. É um líquido claro, incolor e viscoso.

5.4.2 Estrutura

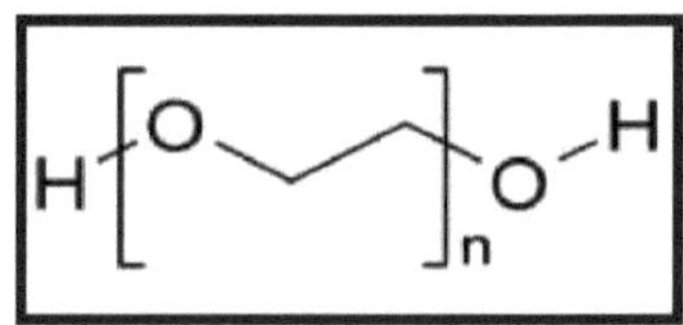

Fig no. 4Estrutura doPEG-400

5.4.3 Nome IUPAC: Polietilenoglicol

5.4.4 Fórmula química:C H +2O2n4nn1 , +n = 8.2 a 9.1

5.4.5 Massa molar: 380-420 g/mol.

5.4.6 Densidade: 1,128 g/cm^3

5.4.7 Ponto de fusão: 4a8°C (39 a 46 °F; 277 a 281 K)

5.4.8   Viscosidade: 90,0 cSt a 25 °C, 7,3 cSt a 99 °C

5.4.9   Propriedades químicas

O PEG 400 é fortemente hidrofílico. O coeficiente de partição do PEG 400 entre o hexano e a água é de 0,000015 (log P- 4,8), o que indica que, quando o PEG 400 é misturado com água e hexano, existem apenas 15 partes de PEG 400 na camada de hexano por 1 milhão de partes de PEG 400 na camada de água. O PEG 400 é solúvel em água, acetona, álcoois, benzeno, glicerina, glicóis e hidrocarbonetos aromáticos e é ligeiramente solúvel em hidrocarbonetos alifáticos.

5.4.10   Utilizações

O PEG 400 é amplamente utilizado numa variedade de formulações farmacêuticas. Mais recentemente, tem sido utilizado para produzir e-líquido para cigarros electrónicos.

5.5   ÁCIDO OLÉICO

5.5.1   Descrição

O ácido oleico é um ácido gordo que ocorre naturalmente em várias gorduras e óleos animais e vegetais. É um óleo inodoro e incolor, embora as amostras comerciais possam ser amareladas. Em termos químicos, o ácido oleico é classificado como um ácido gordo ómega-9 monoinsaturado, abreviado com um número lipídico de 18:1 cis-9. Tem a fórmula CH_3 $(CH)_{27}$ $CH=CH$ $(CH)_{27}$ $COOH$. O termo "oleico" significa relacionado com ou derivado de óleo de azeitona. O óleo que é predominantemente composto por ácido oleico.

5.4.2 Estrutura

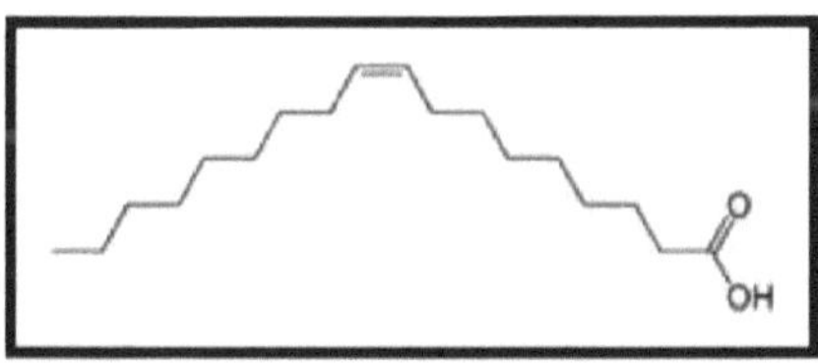

Fig. 5 Estrutura do ácido oleico

5.5.3   Nome IUPAC

Ácido (9Z)-Octadec-9-enóico.

5.5.4   Outros nomes

Ácido (9Z)-Octadecenóico

Ácido (Z)-Octadec-9-enóico

5.5.5 Propriedades

a. **Fórmula:**Ci8H34O2.

b. **Massa molar molecular:** 282,46 g·mol $^{-1}$

c. **Aspeto:** Líquido oleoso amarelo pálido ou amarelo acastanhado com odor a banha.

d. **Densidade:** 0,895 g/mL.

e. **Ponto de fusão:** 13º C (55 °F; 286 K).

f **Ponto de ebulição:** 360 °C (680 °F; 633 K).

g. **Solubilidade:**água Insolúvel.

h. **Solubilidade:** Solúvel em etanol.

5.4.6Ocorrência

Os ácidos gordos (ou os seus sais) não ocorrem frequentemente como tal nos sistemas biológicos. Em vez disso, os ácidos gordos, como o ácido oleico, apresentam-se sob a forma de ésteres, normalmente triglicéridos, que são os materiais gordurosos de muitos óleos naturais. Os triglicéridos de ácido oleico constituem a maior parte do azeite, embora possa haver menos de 2,0% de ácido livre no azeite virgem, sendo que concentrações mais elevadas tornam o azeite não comestível. Constitui também 59-75% do óleo de noz-pecã, 61% do óleo de canola, 36-67% do óleo de amendoim, 60% do óleo de macadâmia, 20-85% do óleo de girassol (este último na variante com elevado teor de ácido oleico), 15-20% do óleo de grainhas de uva, do óleo de espinheiro marítimo e do óleo de sésamo e 14% do óleo de sementes de papoila. Está abundantemente presente em muitas gorduras animais, constituindo 37 a 56% da gordura de frango e de peru e 44 a 47% da banha de porco. O ácido oleico é o ácido gordo mais abundante no tecido adiposo humano.

5.4.7Utilizações

O ácido oleico (sob a forma de triglicéridos) está incluído na dieta humana normal como parte das gorduras animais e dos óleos vegetais. O ácido oleico, tal como o seu sal de sódio, é um componente importante do sabão como agente emulsionante. É também utilizado como emoliente. Pequenas quantidades de ácido oleico são utilizadas como excipiente em produtos farmacêuticos e como agente emulsionante ou solubilizante em produtos aerossóis. O ácido oleico é também utilizado para induzir lesões pulmonares em certos tipos de animais, com o objetivo de testar novos medicamentos e outros meios para tratar doenças pulmonares.

Especificamente em ovinos, a administração intravenosa de ácido oleico provoca lesões pulmonares agudas com o correspondente edema pulmonar. Este tipo de investigação tem sido particularmente útil para recém-nascidos prematuros, para os quais o tratamento de pulmões subdesenvolvidos (e complicações associadas) é frequentemente uma questão de vida ou morte.

CAPÍTULO 6

6.0MATERIAIS E INSTRUMENTOS

Todos os materiais utilizados foram obtidos de diferentes fontes e são apresentados no quadro 2

Tabela 2: Lista de materiais

Sr. No.	Materials	Source /Company name
1	Cefadroxil monohydrate	AlkemPharma, Mumbai.
2	PEG 400	LobaChem, Pvt. Ltd, Mumbai.
3	Tween 80	LobaChem, Pvt. Ltd, Mumbai.
4	Ethanol	LobaChem, Pvt. Ltd, Mumbai.
5	Hydrochloric acid	LobaChem, Pvt. Ltd, Mumbai.
6	Distilled water	LobaChem, Pvt. Ltd, Mumbai.
7	Oleic acid	LobaChem, Pvt. Ltd, Mumbai.

Todos os outros ingredientes utilizados eram de grau analítico.

Todos os materiais utilizados foram obtidos de diferentes fontes e são apresentados no quadro 3.

Quadro 3: Lista de instrumentos

Sr. No	Name of instruments	Model	Make
1	Electronic balance	BL-220H	Shimadzu corporation, Japan
2	UV-Visible double beam spectrophotometer	V-630	JASCO corporation, Japan
3	Ultra sonicator	CD-4820	Citizen digital ultrasonic cleaner
4	Membrane filtration assembly	1.5L Capacity	Millipore
5	Dissolution tester (USP)	TDT-08L	Electro lab
6	HPLC	Isocratic LC-NET II/ADC	JASCO corporation, Japan
7	IR spectrophotometer	Alpha-E Bruker	Alpha-E Bruker
9	Digital pH cum potentiometer	EQ-636	Equip- tronics
10	Centrifuge	(OS-2304)	Oscar- optic
11	Magnetic stirrer with hot plate	FHMS-3491	Remi lab

CAPÍTULO 7

7.0 TRABALHO EXPERIMENTAL

7.1 ESTUDO DE PRÉ-FORMULAÇÃO

7.1.1 Característica física

Nas características físicas, verificámos os parâmetros físicos do medicamento, como a cor, o odor e a natureza da superfície. Neste caso, a cor do medicamento é verificada por observação visual, o odor é verificado por cheirar o medicamento e a textura da superfície é verificada por observação visual. Os dados experimentais são apresentados no quadro 8.

7.1.2 Ponto de fusão

O ponto de fusão do cefadroxil mono-hidratado puro foi medido pelo método capilar aberto. Para isso, a pequena quantidade de fármaco foi colocada no capilar e amarrada ao termómetro, colocando-o no tubo de aquecimento de Thiel. A temperatura à qual o fármaco se funde foi registada como ponto de fusão.

7.1.3 Identificação e caraterização do cefadroxil mono-hidratado por espetroscopia FT-IR

7.1.3.1 Espectros FT-IR do cefadroxil mono-hidratado

Os espectros FTIR do cefadroxilmonohidrato foram obtidos utilizando o método do disco KBr. A gama de varrimento foi de 400 a 4000 cm^{-1}. Os picos principais nos espectros registados são apresentados na fig. nº 2

7.1.3.2 Espectros FT-IR de Tween 80

Foi obtido um espetro FTIR do tween 80 utilizando o método do disco KBr. A gama de varrimento foi de 400 a 4000 cm^{-1}. Os picos principais nos espectros registados são apresentados na fig. no.3.

7.1.3.3 Espectros FT-IR do PEG 400

Foi efectuado um espetro FTIR do PEG 400 utilizando o método do disco KBr. A gama de varrimento foi de 400 a 4000 cm^{-1}. Os picos principais nos espectros registados são apresentados na fig. no.4.

7.1.3.4 Espectros FT-IR do ácido oleico

Os espectros FTIR do ácido oleico foram obtidos utilizando o método do disco KBr. A gama de varrimento foi de 400 a 4000 cm^{-1}. Os picos principais nos espectros registados foram apresentados na fig. nº 5.

7.1.4 Metodologia analítica

7.1.4.1 Análise espectrofotométrica U.V.

7.1.4.1.1 Determinação de λ_{max} e curva de calibração do cefadroxil mono-hidratado em metanol

i) Determinação de λ_{max} do cefadroxil mono-hidratado em metanol

O cefadroxil mono-hidratado (100 mg) foi pesado com precisão e transferido para o balão volumétrico de 100 ml e diluído até à marca com metanol para obter uma concentração final de 1000 µg/ml e utilizado como solução de reserva. A partir da solução estoque, foram preparadas soluções padrão de trabalho de 20µg/ml por diluição apropriada com metanol. Eles foram digitalizados na região UV de 400-200 nm. O espetro foi obtido e a absorvância máxima foi encontrada para a deteção de λ_{max} de cefadroxil mono-hidratado em metanol.

ii) Construção da curva de calibração do cefadroxil mono-hidratado em metanol.

O cefadroxil mono-hidratado (100 mg) foi pesado com precisão e transferido para o balão volumétrico de 100 ml e diluído até à marca com metanol para obter uma concentração final de 1000 µg/ml e usando a solução de estoque acima com diluições apropriadas das concentrações de 10, 20, 30, 40, 50µg/ml foram preparadas e a absorvância dessas soluções foi estimada usando o espectrofotômetro UV. O gráfico de calibração foi traçado como concentrações versos absorbância. A curva de linearidade é mostrada na fig. no.11.

7.1.4.1.2 Determinação do λ_{max} e curva de calibração do cefadroxil mono-hidratado em água destilada

i. Determinação de λ_{max} do cefadroxil mono-hidratado em água destilada

O cefadroxil mono-hidratado (100 mg) foi pesado com precisão e transferido para um balão volumétrico de 100 ml. Foi dissolvido adequadamente em metanol (30 ml) e diluído até à marca com água destilada para obter uma concentração final de 1000 µg/ml e utilizado como solução de reserva. A partir da solução estoque, foram preparadas soluções padrão de trabalho de 50µg/ml por diluição apropriada com água destilada. Eles foram digitalizados na região UV de 400200 nm. O espetro foi obtido e a absorvância máxima foi encontrada para a deteção de λ_{max} de cefadroxil monohidratado em água destilada.

ii. Construção da curva de calibração do cefadroxil mono-hidratado em água destilada

O cefadroxil mono-hidratado (100 mg) foi pesado com precisão e transferido para um balão volumétrico de 100 ml. Dissolveu-se adequadamente em metanol (30 ml) e diluiu-se até à marca com água destilada para obter uma concentração final de 1000 µg/ml e utilizou-se como solução de reserva. A partir da solução estoque, foram preparadas soluções padrão de trabalho de concentrações de 10, 20, 30, 40, 50µg/ml e a absorbância dessas soluções foi estimada usando o espectrofotômetro UV e o gráfico de calibração foi plotado como concentrações versus absorbância.

7.1.4.1.3 Determinação do λ_{max} e curva de calibração do cefadroxil mono-hidratado em HCl 0,1N

i. Determinação de λ_{max} do cefadroxil mono-hidratado em HCl 0,1N

O cefadroxil mono-hidratado (100 mg) foi pesado com exatidão e transferido para um balão volumétrico de 100 ml. Dissolveu-se e diluiu-se até à marca com HCl 0,1N para obter uma concentração final de 1000 Lig/ml e utilizou-se como solução-mãe. A partir da solução-mãe, foram preparadas soluções-padrão de trabalho de 50Lig/ml por diluição adequada com HCl 0,1N. Foram analisadas na região UV de 400-200 nm. O espetro foi obtido e a absorvância máxima foi encontrada para a deteção de λ_{max} de cefadroxil mono-hidratado em HCl 0,1N.

ii. Construção da curva de calibração do cefadroxil mono-hidratado em HCl 0,1N

O cefadroxil mono-hidratado (100 mg) foi pesado com exatidão e transferido para um balão volumétrico de 100 ml. Foi dissolvido e diluído até à marca com HCl 0,1N para obter uma concentração final de 1000 Lig/ml e utilizado como solução-mãe. A partir da solução-mãe, foram preparadas soluções-padrão de trabalho de 10, 20, 30, 40, 50Lg/ml por diluição adequada com HCl 0,1N e a absorvância destas soluções foi estimada utilizando o espetrofotómetro UV. O gráfico de calibração foi traçado como concentrações versus absorvância. A curva de linearidade é mostrada na fig. nº 15.

7.1.5 CROMATOGRAFIA EM CAMADA FINA (TLC)

A TLC foi efectuada para a determinação da impureza no medicamento. Para a TLC utilizou-se a fase estacionária, a fase móvel e o detetor visual

7.1.5.1 Preparação da fase móvel

Uma mistura de Butanol: Etanol: Água (7:7:4) foi utilizada como fase móvel. Esta mistura foi vertida numa cuba de TLC. O tanque foi então coberto com uma tampa forrada e pré-saturado com o sistema de vapor do solvente durante pelo menos 30 minutos à temperatura ambiente antes de ser utilizado.

7.1.5.2 Procedimento

Em primeiro lugar, preparou-se uma pasta de sílica gel e espalhou-a sobre uma lâmina de vidro. Desenvolveu-se uma camada fina na lâmina de vidro activada, mantendo-a na estufa. A amostra foi preparada dissolvendo o cefadroxil mono-hidratado em etanol. As amostras foram aplicadas no bordo inicial marcado da placa TLC (1 cm de altura) utilizando o capilar. Os volumes de amostra para as experiências de ensaio foram de 10 µl e os volumes marcados para a pureza. A placa foi então deixada a secar ao ar durante 10 minutos e depois inserida no tanque TLC para revelação. A placa TLC foi revelada durante uma distância de migração do solvente não inferior a 5 cm a partir da linha de partida. Em seguida, a placa foi retirada do tanque TLC e seca ao ar durante 10 minutos e detectada por vapores de iodo. A distância do ponto de partida foi medida e o valor Rf foi determinado.

7.1.6 Determinação do pKa pelo método de titulação do pH

7.1.6.1 Preparação de soluções

7.1.6.1.1 Preparação de uma solução 0,1 M de cefadroxil mono-hidratado

Dissolveu-se em metanol (10 ml) uma quantidade de cefadroxil mono-hidratado (3,8 g), pesada com exatidão. Esta solução foi utilizada para a determinação do pKa.

7.1.6.1.2 Preparação de uma solução de HCl 0,1 M

Dissolveu-se uma quantidade de HCl (0,85 mg), pesada com exatidão, em 100 ml de água. Esta solução foi utilizada para a determinação do pKa.

7.1.6.1.3 Medição do pH

Todas as soluções foram bem misturadas. Com o medidor em standby, o elétrodo foi lavado com água desionizada, sacudindo suavemente o excesso de água e o elétrodo foi imerso na solução de amostra. O medidor foi colocado no modo de pH, a leitura foi deixada estabilizar e o pH foi registado. O medidor foi colocado no modo de espera, o elétrodo foi novamente lavado e o elétrodo foi novamente imerso em água desionizada. Este procedimento foi repetido para todas as amostras. A partir dos dados obtidos, construiu-se o gráfico do volume de titulante adicionado versus os valores de pH observados e calculou-se o pKa utilizando a seguinte fórmula

$$PKa = pH - \log \frac{[Salt]}{[Acid]}$$

7.1.7 Estudo de compatibilidade fármaco - excipientes

A compatibilidade física e química do fármaco insolúvel em água com o tensioativo e o polímero deve ser determinada a fim de estudar o efeito do tensioativo e do polímero na formulação. A compatibilidade física pode incluir a separação de fases e a alteração da cor da solução de tensioativo do fármaco durante o estudo do curso. A compatibilidade química é essencialmente considerada como a estabilidade química do fármaco com o tensioativo e o polímero. O tensioativo e o polímero só foram considerados para desenvolvimento posterior se fossem física e quimicamente compatíveis com o fármaco. O estudo de compatibilidade fármaco - excipientes é o seguinte

7.1.7.1 Estudo do aspeto

No estudo de observação visual, o cefadroxil mono-hidratado foi misturado com excipientes (tensioativo e co-surfactante) e, depois de algum tempo, verificámos a compatibilidade física e química, observando visualmente que não houve separação de fases nem mudança de cor na solução dos excipientes do medicamento (tensioativo e polímero) durante o estudo. O resultado do estudo de aparência é apresentado na tabela n.º 21.

7.1.7.2 Espectroscopia U.V.

No estudo de espetroscopia U.V., o cefadroxil mono-hidratado foi misturado com excipientes (tensioativo e polímero) e, depois de algum tempo, verificámos a compatibilidade física e química do fármaco com os excipientes através da diluição adequada da mistura com metanol e calculámos a percentagem do conteúdo do fármaco na mistura de excipientes. O resultado é apresentado na tabela n.º 22

7.1.7.3 Espectroscopia FT-IR

A compatibilidade entre o cefadroxil mono-hidratado e o excipiente foi confirmada por espetroscopia FT-IR utilizando o espetrómetro Shimadzu 8300 e o software Hyper IR da Shimadzu, Japão. A amostra do fármaco e do excipiente foi dispersa em KBr (200-400 mg) utilizando um

A argamassa, a trituração do material em pó fino e a compressão do leito de pó no suporte utilizando um medidor de compressão com 140 mps de pressão. A pastilha foi colocada no caminho da luz e o espetro foi registado. Os picos característicos dos grupos funcionais foram interpretados e comparados com o medicamento e o excipiente padrão. Os resultados do estudo FTIR são apresentados na tabela n.º 23.

7.1.8Estudo de solubilidade

7.1.8.1Determinação da solubilidade do fármaco nos vários tensioactivos

O fármaco foi adicionado em quantidade excessiva a 2 ml de cada componente em frascos e agitado durante 24 horas a $25 \pm 0{,}5°C$ num agitador magnético (Remilab, Índia) e as amostras equilibradas foram retiradas do agitador e centrifugadas a 3000 rpm durante 15 minutos para remover o excesso de fármaco. O sobrenadante foi recolhido e filtrado através de um filtro de membrana de 0,45 µm, após o que a concentração de fármaco no sobrenadante foi medida pelo método espetrofotométrico UV após diluição adequada com metanol. Em seguida, a solubilidade do fármaco (mg/ml) foi calculada. Dados do estudo de solubilidade dados em tableno.24

Quadro n.o 5: Lista dos veículos (óleos, tensioativo e co-surfactante) utilizados no estudo de solubilidade

Sr.No.	Vehicles
1	Tween-80
2	Span-80
3	Tween-20
4	Polyethylene glycol-400
5	Polyethylene glycol-600
6	Transcutol
7	Campul MCM
8	Oleic acid
9	Olive oil

7.2 PREPARAÇÃO DO CEFADROXIL MONO-HIDRATADOMEDDS

As formulações SMEDDS foram preparadas utilizando o método de titulação em água. Foi efectuada uma série de formulações SMEDDS utilizando tween 80, PEG 400 como s/cos e ácido oleico como óleo. Em todas as formulações, o nível de cefadroxil monohidratado foi mantido constante (ou seja, 50 mg/ml) e variando a proporção de óleo, surfactante e cosurfactante foram adicionados, em seguida, o componente foi misturado por agitador magnético até que o cefadroxil monohidratado fosse perfeitamente dissolvido. A mistura foi armazenada à temperatura ambiente.[62]

7.2.1Preparaçãoθde SMEDDS e∏construção de diagramas de fase pseudoternários

Tabela n.o 6. Preparação e percentagem de utilização de óleo, Smix e água na construção do diagrama de fases

Sr. No	Ratio (O:Smix)	Volume of components			% Volume of components			Observation
		Oil (ml)	S mix (ml)	Water (ml)	Oil	S mix	Water	
1:1 S mix ratio								
1	1:1	1	1	2.7	20.0	20.0	60.0	E
2	1:2	1	2	2.0	20.0	40.0	40.0	E
3	1:3	1	3	1.0	20.0	60.0	20.0	E
4	1:4	1	4	2.3	13.69	54.79	31.50	ME
5	1:5	1	5	1.9	13.12	63.29	24.05	ME
6	1:6	1	6	2.4	10.63	63.82	25.53	ME
7	1:7	1	7	2.3	9.70	67.96	22.33	ME
8	1:8	1	8	1.0	10.0	80.0	10.0	E
9	1:9	1	9	1.0	9.0	82.0	9.0	E
2:1 S mix ratio								
1	1:1	1	1	2	25.0	25.0	50.0	E
2	1:2	1	2	1.9	20.0	42.0	38.0	E
3	1:3	1	3	1.3	19.0	57.0	24.0	E
4	1:4	1	4	1.3	15.87	63.49	20.63	ME
5	1:5	1	5	1.4	13.51	67.56	18.91	ME
6	1:6	1	6	2.4	10.63	63.82	25.53	ME
7	1:7	1	7	2.0	10.0	70.0	20.0	E
8	1:8	1	8	2.0	10.0	80.0	10.0	E
9	1:9	1	9	2.0	10.0	75.0	16.0	E
3:1 S mix ratio								
1	1:1	1	1	1	33.33	33.33	33.33	E
2	1:2	1	2	2.0	20.0	40.0	40.0	E
3	1:3	1	3	3	14.28	42.85	42.85	E
4	1:4	1	4	3	12.5	50.0	37.5	ME
5	1:5	1	5	4.1	9.0	45.04	45.94	ME
6	1:6	1	6	4.3	7.51	45.11	47.36	ME
7	1:7	1	7	4.9	7.19	50.35	42.44	E
8	1:8	1	8	4.5	7.40	59.25	33.33	E
9	1:9	1	9	4.6	7.14	64.28	28.57	E

ME = Microemulsion

E= Emulsion

As SMEDDS formam microemulsões quando tituladas com água sob condições de agitação. As misturas lipídicas com diferentes proporções de surfactante, cosurfactante e óleo levam à formação de SMEDDS com propriedades diferentes, uma vez que o surfactante e o cosurfactante se adsorvem na interface e fornecem barreira mecânica à coalescência, a seleção de óleo, surfactante e cosurfactante e a proporção de mistura para surfactante/cosurfactante desempenham um papel importante na formação de microemulsão. Várias formulações foram preparadas usando ácido oleico, Tween 80 e PEG 400 com as diferentes proporções de S/CoS de 1: 1, 1: 2 e 2: 1 e tituladas com água para obter regiões de microemulsão. as regiões de microemulsão foram observadas visualmente e classificadas como transparentes com bom fluxo: microemulsões de óleo/água, gel transparente com fluxo médio: gel de microemulsão, leitoso ou turvo com bom fluxo: emulsão, gel leitoso com fluxo médio: emulgel. A área da região de microemulsão obtida com diferentes proporções de surfactante: cosurfactantes (proporções Smix) foram comparadas.

Tabela No.7 Formulações F1-F10 **desenvolvidas**

Sr No	S mix Ratio	O/S Ratio	Batch Code
1		1:4	F1
2		1:5	F2
3	1:1	1:6	F3
4		1:7	F4
5		1:4	F5
6	2:1	1:5	F6
7		1:6	F7
8		1:4	F8
9	3:1	1:5	F9
10		1:6	F10

7.2 CARACTERIZAÇÃO DOS SMEDDS

7.2.1 Teor de droga dos SMEDDS

O teor de fármaco da formulação SMEDDS foi determinado utilizando o método espetroscópico UV-visível. A formulação SMEDDS foi diluída com água e o teor de fármaco foi calculado.[65]

7.2.2 Determinação do tempo de auto-emulsificação

O tempo de emulsificação dos SMEDDS foi determinado de acordo com a farmacopeia chinesa de dissolução. Um grama de cada formulação foi adicionado a 100 ml de água destilada e 0,1NHCl a 37° C. A agitação suave foi proporcionada por uma pá de dissolução de aço inoxidável padrão que girava a 100 rpm. Foram recolhidas amostras de três mililitros aos 0,30, 1, 1,5, 2, 2,5, 3 minutos e a turvação foi medida a 550 nm. O tempo de auto-emulsificação foi registado pela turvação que se tornou inalterada quando a auto-emulsificação atingiu o equilíbrio.[71]

7.2.3 Medição de pontos de nuvem

Diluir a formulação com 50 ml de água num copo e colocá-la num banho-maria, aumentando gradualmente a temperatura até que a formulação diluída se torne turva. Isto dá a informação sobre a estabilidade da microemulsão à temperatura corporal.

7.2.4 Ensaio de transmitância

A estabilidade da formulação optimizada da microemulsão em relação à diluição é verificada medindo a transmitância através do espetrofotómetro UV. As transmitâncias das amostras são medidas a 650 nm e, para cada amostra, são efectuados três ensaios em duplicado.[66,67] **7.2.5 Determinação da viscosidade**

A formulação SMEDDS (0,5 g) foi diluída 10 vezes com HCl 0,1 N num copo. A viscosidade da microemulsão resultante foi medida utilizando o viscosímetro de Brookfield.[67] **7.2.6 Teste de electrocondutividade**

Este ensaio é realizado para medir a natureza electrocondutora do sistema. A electrocondutividade do sistema resultante é medida por um electrocondutor. Nos SMEDDS convencionais, a carga de uma gota de óleo é negativa devido à presença de ácidos gordos livres. O tipo de microemulsão (o/w ou w/o) e a estabilidade da microemulsão podem ser determinados pela condutividade eléctrica (σ).[72]

7.2.7 Estudos de estabilidade termodinâmica

7.2.7.1 Ciclo de aquecimento e arrefecimento

Foram estudados seis ciclos entre a temperatura do frigorífico -4^0 C e 45^0 C com armazenamento a cada temperatura não inferior a 48 horas. As formulações que se mantiveram estáveis a estas temperaturas foram submetidas a um teste de centrifugação.

7.2.7.2 Congelar o ciclo de lançamento

Este teste foi efectuado para testar a estabilidade acelerada de formulações de microemulsão. Neste estudo, as formulações foram expostas a duas temperaturas diferentes, ou seja, -21^0 C e 21^0 C para cada ciclo de temperatura não superior a 24 horas. Para uma melhor estimativa dos estudos de estabilidade acelerada, devem ser efectuados seis desses ciclos para cada lote de formulação. As formulações que apresentaram a estabilidade máxima foram seleccionadas para estudo posterior.

7.2.7.3 Centrifugação

A fim de estimar os sistemas metaestáveis, as formulações SMEDDS seleccionadas são diluídas com água destilada purificada. Em seguida, a microemulsão é centrifugada a 1000 rpm durante 15 minutos a 25° C e foram observadas quaisquer alterações na homogeneidade das microemulsões.[63] **7.2.8**

Libertação *in vitro*

O teste de libertação quantitativa *in vitro* foi efectuado em meio de dissolução de HCld 0,1N, que se baseou no método USP. Os SMEDDS são colocados em cápsulas de gelatina durante o período de libertação para comparar o perfil de libertação com a forma de dosagem convencional. As soluções de amostra são retiradas em intervalos de tempo pré-determinados, diluídas adequadamente e analisadas espectrofotometricamente. Uma quantidade igual de meio de dissolução fresco é substituída imediatamente após a retirada da amostra de teste. A percentagem de fármaco dissolvido em diferentes intervalos de tempo foi calculada utilizando a equação de Beer Lambert.

7.2.8 Determinação do tamanho da gota

O tamanho da gota é medido por um Delsananosizer. Todas as medições são efectuadas a um ângulo de dispersão de 90 oC e a temperaturas de 25 oC. Antes da medição, a microemulsão é diluída em duas etapas com água pura e, em seguida, é filtrada através de um filtro de 0,22 μm imediatamente antes de ser adicionada à cuvete. Na primeira fase, foi diluída com igual quantidade de água. Na segunda etapa, a mistura foi ainda mais diluída até à concentração adequada para a medição. Esta depende do tamanho da gota (normalmente diluída 100-200 vezes).[64]

7.2.9 Medição do potencial zeta

O potencial zeta da microemulsão foi determinado utilizando o Zetasizer. As amostras são colocadas em células zeta descartáveis transparentes e os resultados são registados. Antes de colocar a amostra fresca, as cuvetes foram lavadas com metanol e enxaguadas com a amostra a ser medida antes de cada experiência.[68,69]

7.2.10 Microscopia eletrónica de transmissão

Uma quantidade extremamente pequena de SMEDDS foi suspensa em água (apenas o suficiente para obter uma solução ligeiramente turva). A solução foi submetida a ultra-sons para dispersar as partículas. Em seguida, retirou-se uma gota da solução e lançou-se a gota em grelhas de carbono de 200 mesh.

7.2.11 Espectroscopia de infravermelhos com transformada de Fourier

Neste estudo, foi utilizado o instrumento FTIR. Foram obtidos os espectros de FTIR para o fármaco e os excipientes das formulações seleccionadas. Uma gota da formulação optimizada foi misturada com KBr e utilizada para a análise do espetro de FTIR. O medicamento puro também foi misturado com KBr e o espetro foi obtido. Ambos os espectros foram comparados para detetar possíveis desvios.[70] **8.2.12 Estudo in *vivo*** 78.2.12.1   Animais

Foram utilizados coelhos machos brancos (2,0 ± 0,2 kg) para o estudo de absorção intestinal in situ e o estudo farmacocinético in vivo, respetivamente. Os animais foram mantidos a uma temperatura de 25±2°C e a uma humidade relativa de 70±5% em condições naturais de luz/obscuridade e foram alimentados com comida e água ad libitum. Antes das experiências, o procedimento foi aprovado pelo comité de ética animal do Instituto do departamento de farmácia **(n.º MES/COP/24/2016-2017)** e foi realizado de acordo com as orientações do comité para efeitos de controlo e supervisão das experiências em animais.

7.2.12.2 Análise farmacocinética

A biodisponibilidade do cefadroxil foi comparada com a formulação comercializada e o cefadroxil padrão. Os coelhos foram distribuídos aleatoriamente por três grupos de tratamento e administrou-se a cada grupo, separadamente, a formulação comercializada do cefadroxil' padrão e a formulação SMEDDS. A formulação comercializada do cefadroxil' padrão e a formulação SMEDDS equivalente a uma dose de 4,5 mg/kg de cefadroxil foram administradas por via oral. Foram colhidas amostras de sangue (1 ml) através da veia marginal da orelha em tubos heparinizados a 15' 30' 45' 60'

90 e 120 minutos após a administração. As amostras de sangue foram centrifugadas a 3000 rpm durante 15 minutos utilizando uma máquina de centrifugação de alta velocidade e as amostras de plasma foram retiradas e armazenadas a -20^0 c até à análise.

CAPÍTULO 8

8.1 RESULTADOS E DISCUSSÃO

8.2 ESTUDO DE PRÉ-FORMULAÇÃO

8.2.1 Características físicas do cefadroxil mono-hidratado

Tabela No.8 Característica **física** do cefadroxil mono-hidratado

Sr. No	Test	Observation	Inference
1	Color	White Powder	Complies with IP
2	Odor	Odorless	Complies with IP

8.2.2 Ponto de fusão

Quadro n.º 9 Ponto de **fusão** do cefadroxil mono-hidratado

Sr. No	Reported M.P(^{o}C)	Observed M.P (^{o}C)	Mean M.P (^{o}C)
1		197	
2	197	200	197.33
3		195	

O ponto de fusão do cefadroxil mono-hidratado foi encontrado em $197,33^{0}$ C, enquanto que, de acordo com a literatura padrão, é relatado como sendo 197^{0} C, pelo que se pode concluir que o cefadroxil mono-hidratado foi identificado.

8.2.3 Identificação e caraterização do cefadroxil mono-hidratado por Espectroscopia FT-IR

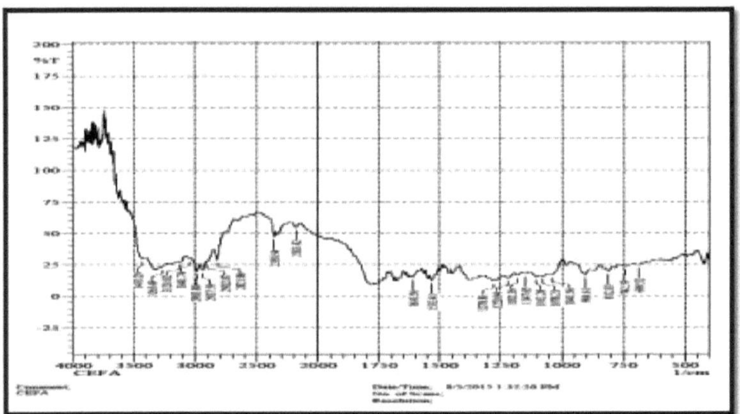

Fig. n.º 6 Espectros de **TF-IR** do cefadroxil mono-hidratado

Tabela No.lDados de interpretação de **OFT-IR** do cefadroxil mono-hidratado

Sr. no	Compound	Functional group	Std. Frequency (cm-1)	Obs. Frequency (cm-1)
1	Cefadroxil monohydrate	O-H	3400	3433.3
		N-H	3500-3100	3265.49
		CO-OH	1725-1700	1725
		C=C	1600& 1475	1610
		C=C Ring	1725-1700	1710
		C-H	3000-2850	2821
		C-S	710-570	664
		C-N	1350-1000	1278

O espetro FT-IR do cefadroxil mono-hidratado foi obtido utilizando o método do disco KBr. A gama de varrimento foi de 400 a 4000 cm^{-1} . Verificou-se que o espetro FT-IR apresenta bandas de absorção características, como se mostra na tabela n.º 10, pelo que se concluiu que o medicamento em causa pode ser o cefadroxil mono-hidratado.

8.1.3.2 Espectros FT-IR do Tween 80

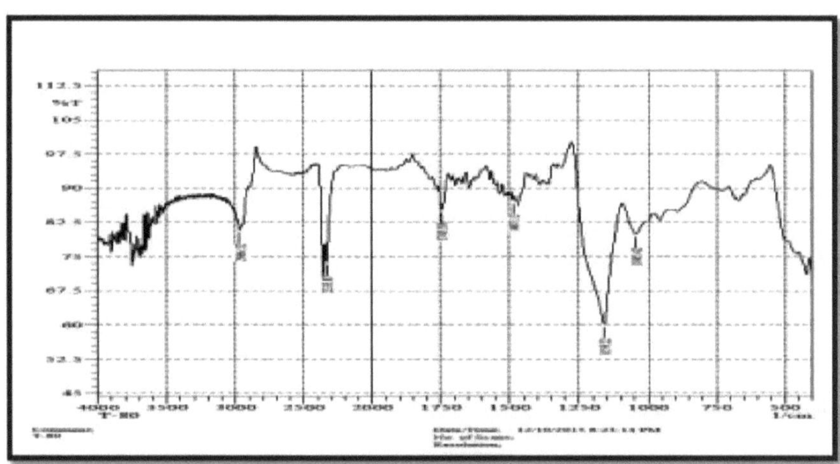

Fig.n.º 7Espectro de **infravermelhos deFT** do tween 80

Quadro n.º 11 Dados de interpretação deFT-IR do tween 80

Sr No	Compound	Std. Frequency (cm⁻¹)	Frequency (cm⁻¹)	Functional Groups
1	Tween-80	3000-2850	2856	Alkyl C-H
		1750-1730	1735	Ester R-O-C=O
		1300-1000	1159.22	Ether R-O-R
		1680-1600	1610	Alkene C=C
		1300-1000	1092	Alcohol O-H

O espetro FT-IR do tween 80 foi obtido utilizando o método do disco KBr. A gama de varrimento foi de 400 a 4000 cm⁻¹ . Verificou-se que o espetro de FT-IR apresenta bandas de absorção características, como se pode ver na tabela n.º 11. 11, pelo que se concluiu que o fármaco em causa pode estar compreendido entre 80.

8.1.2.3 Espectros FT-IR do PEG 400

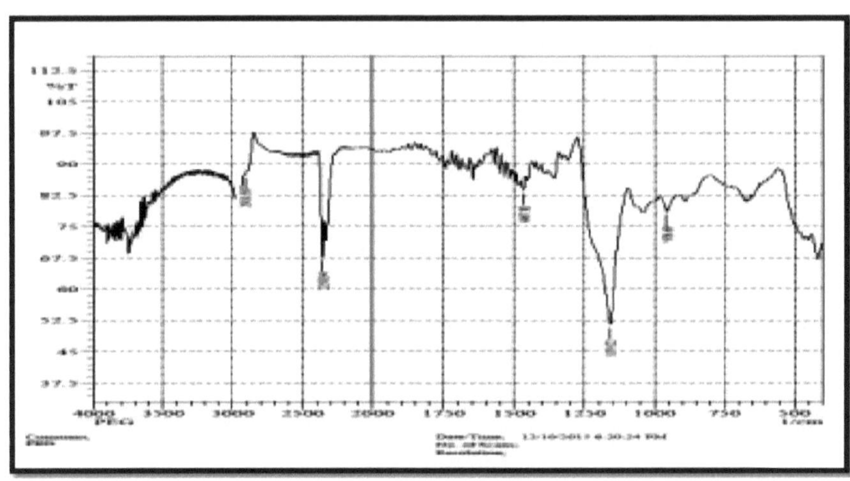

Fig. 8 Espectro de **infravermelhos de FT** doPEG 400

Tabela No.12 Dados de interpretaçãoFT-IR doPEG 400

Sr. no	Compound	Std. Frequency (cm⁻¹)	Obs. Frequency (cm⁻¹)	Functional group
1	PEG 400	1300-1000	1159.22	AlcoholC-O
		3000-2850	2910	Alkyl C-H
		3400	3450	Alcohol O-H

O espetro FT-IR do PEG 400 foi obtido utilizando o método do disco de KBr. A gama de varrimento foi de 400 a 4000 cm⁻¹ . Verificou-se que o espetro de FT-IR apresenta as bandas de absorção características indicadas na tabela n.º 12, pelo que se concluiu que o medicamento em causa pode ser o PEG 400.

8.1.2.4 Espectros FT-IR do ácido oleico

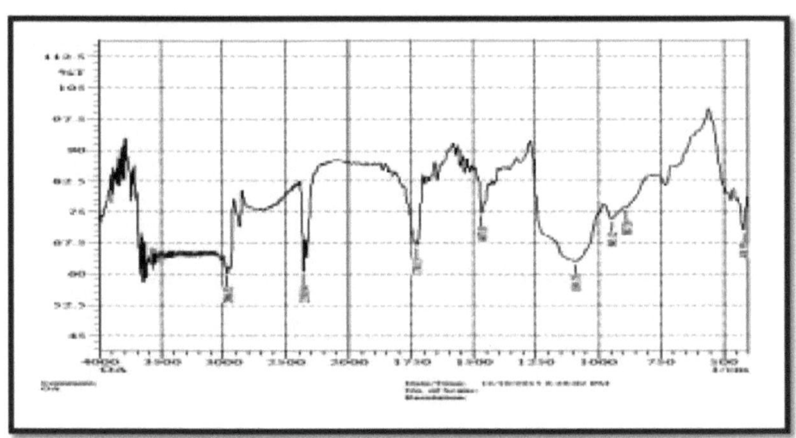

Fig.n.º 9 Espectros de TF-IR do ácido oleico

Quadro n.º 13 Dados de interpretação deFT-IR do ácido oleico

Sr.no	Compound	Std. Frequency (cm^{-1})	Obs. Frequency (cm^{-1})	Functional group
1	oleic acid	1680-1600	16171	Alkene C=C
		1725-1700	1712	Carboxylic acid COOH
		3000-2850	2922.33	Alkyl C-H

O espetro FT-IR do ácido oleico foi obtido utilizando o método do disco KBr. A gama de varrimento foi de 400 a 4000 cm^{-1} . Verificou-se que o espetro de FT-IR apresenta bandas de absorção características, como mostra a tabela n.º 13, pelo que se concluiu que o medicamento em causa pode ser o ácido oleico.

8.1.4Metodologia analítica

8.1.4.1   Análise espectrofotométrica U.V.

8.1.4.1.1   Determinação do λ_{max} e da curva de calibração do cefadroxil mono-hidratado em metanol

1. Determinação do λ_{max} do cefadroxil mono-hidratado em metanol

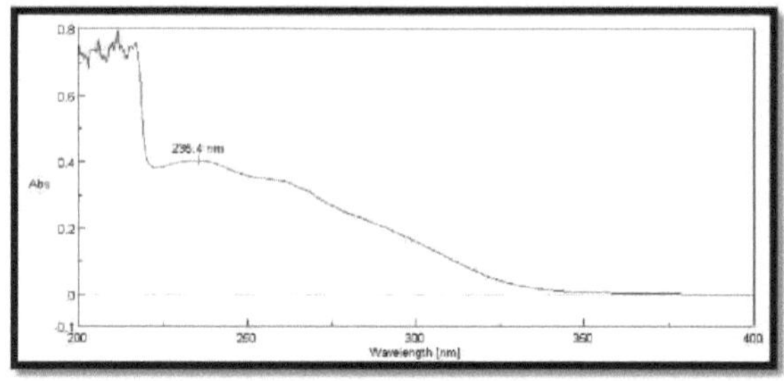

Fig.No.10λ_{max} de cefadroxil mono-hidratado em metanol

O fármaco exibiu um máximo de absorção a 235,4 nm. Foi estabelecida uma relação linear entre a absorvância e a concentração de cefadroxil mono-hidratado no intervalo de concentração examinado (10 - 50µg/ml). Os dados de regressão linear são apresentados na tabela n.º 15

ii· Curva de calibração analítica do cefadroxil mono-hidratado em metanol

Tabela No.14Dados de **absorvância** e conc. do cefadroxil mono-hidratado em metanol a 235,4 nm

Sr. No.	Conc. µg/ml	Absorbance
1	10	0.2212
2	20	0.4012
3	30	0.6051
4	40	0.8012
5	50	1.0565

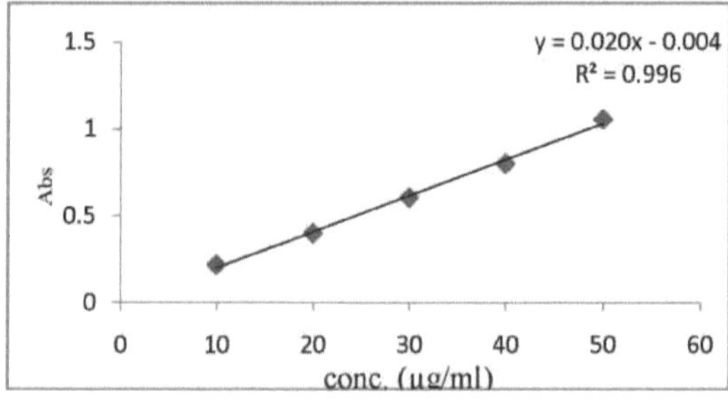

Fig.No.11Curva de **linearidade** do cefadroxil mono-hidratado em metanol

Quadro n.º 15 dados de calibração do cefadroxil mono-hidratado em metanol

Sr. no	λ_{max} (nm)	Solvent	Conc. Range(μg/ml)	Regression equation	Regression coefficient (R^2)
1	235.4	Methanol	10 –50	Y=0.0207X-0.0041	0.996

A curva de calibração do cefadroxil mono-hidratado em metanol foi considerada linear na gama de 10-50µg/ml e o coeficiente de regressão foi de 0,996.

8.1.4.1.2 Determinação do λ_{max} e curva de calibração do cefadroxil mono-hidratado em água destilada

i. Determinação de λ_{max} de cefadroxil mono-hidratado em água destilada

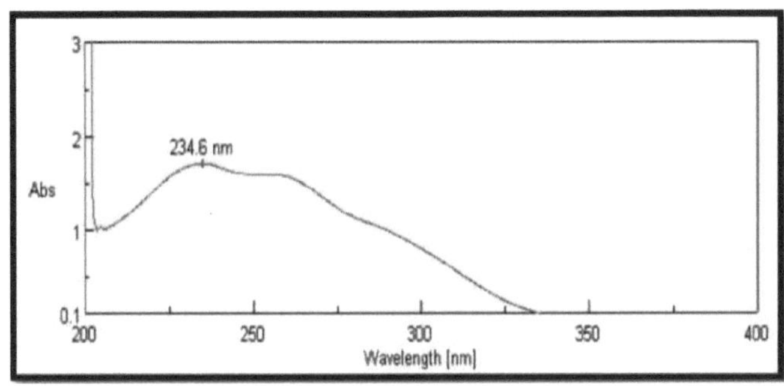

Fig.No.12λ_{max} de cefadroxil mono-hidratado em água destilada

O fármaco exibiu um máximo de absorção a 235,6 nm. Foi estabelecida uma relação linear entre a absorvância e a concentração de cefadroxil mono-hidratado no intervalo de concentração examinado (10-50 µg/ml). Os dados de regressão linear são apresentados na tabela n.º 17

ii . Curva de calibração analítica do cefadroxil mono-hidratado em água destilada

Quadro No.16Dados relativos à **absorvância** e à concentração de cefadroxil mono-hidratado em água destilada a 234,6 nm

Sr. no	Conc. ug/ml	Absorbance
1	10	0.3304
2	20	0.6834
3	30	1.0337
4	40	1.4163
5	50	1.8304

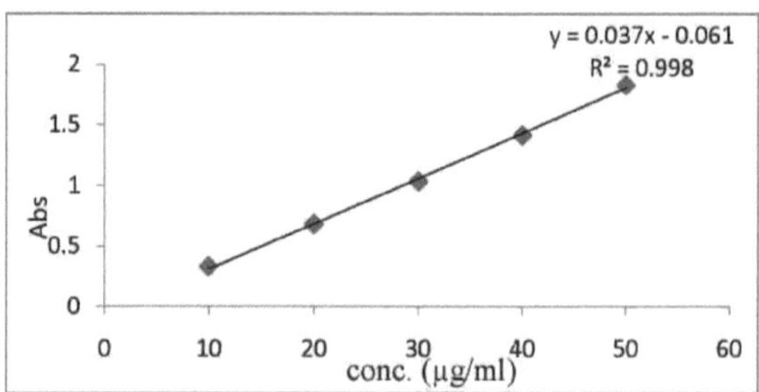

Fig.No.13Curva de **linearidade** do cefadroxil mono-hidratado em água destilada

Quadro No.17 dados de calibração do cefadroxil mono-hidratado em água destilada

Sr. No	λ_{max} (nm)	Solvent	Conc. Range (µg/ml)	Regression equation	Regression coefficient (R^2)
1	234.6	Distilled Water	10-50	Y=0.0373X-0.061	0.9987

A curva de calibração do cefadroxil mono-hidratado em metanol foi considerada linear no intervalo de 10-50µg/ml e o coeficiente de regressão foi de 0,9987

8.1.4.1.3Determinação do λₘₐₓ e da curva de calibração do cefadroxil mono-hidratado em HCl 0,1N

i. Determinação de λₘₐₓ do cefadroxil mono-hidratado em HCl 0,1N

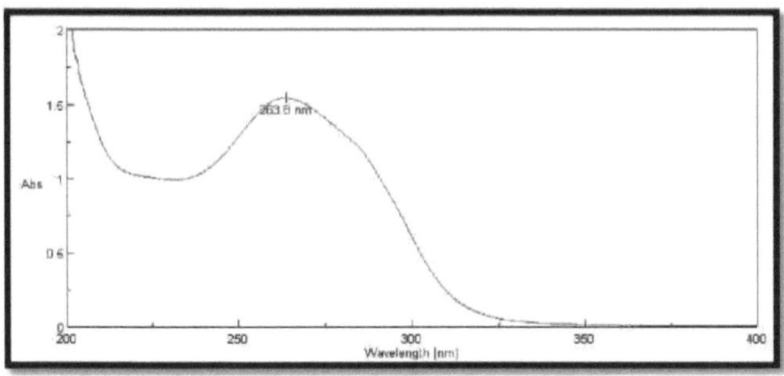

Fig.No.14λₘₐₓ de cefadroxil mono-hidratado em0.1N HCl

O fármaco exibiu um máximo de absorção a 263,8 nm. Foi estabelecida uma relação linear entre a absorvância e a concentração de cefadroxil mono-hidratado no intervalo de concentração examinado (10-50 μg/ml). Os dados de regressão linear são apresentados na tabela n.º 19

ii·Curva de calibração analítica do cefadroxil mono-hidratado em HCl 0,1N

Tabela No.18Dados de **absorvância** e conc. do cefadroxil mono-hidratado em HCl 0,1N a 263,8

Sr. No	Conc.μg/ml	Absorbance
1	10	0.2123
2	20	0.6332
3	30	1.033
4	40	1.230
5	50	1.631

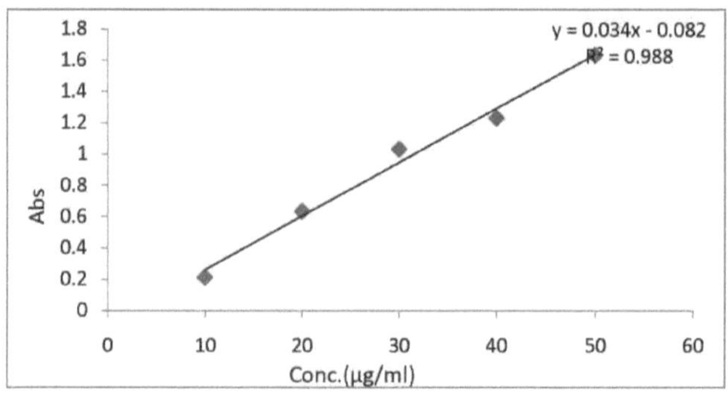

Fig.No.l5 Curva de **linearidade** do cefadroxil mono-hidratado em O.1NHC1

Quadro n.º l9calibração do cefadroxil mono-hidratado em HC1 O.1N

Sr. No	λ_{max} (nm)	Solvent	Conc. Range(µg/ml)	Regression equation	Regression coefficient (R^2)
1	263.8	0.1 N HCl	10-50	Y=0.0343x-0.0824	0.9881

8.1.5 CROMATOGRAFIA EM CAMADA FINA (TLC)

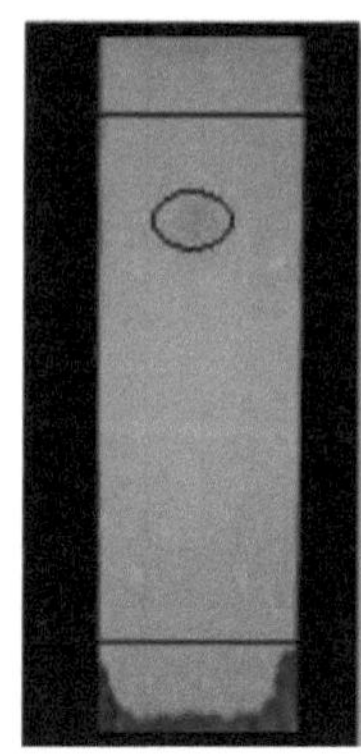

Fig.No.l6 TLC do cefadroxil mono-hidratado

Fase móvel: Butanol: Etanol: Água (7:7:4)

O fator de retenção do cefadroxil mono-hidratado foi determinado pela seguinte fórmula

$$Rf\,value = \frac{\text{Distance travel by solute from base line}}{\text{Distance travel by solvent from base line}}$$

A partir desta fórmula, verificou-se que o valor Rf do cefadroxil mono-hidratado era de 0,82. A figura mostra apenas uma mancha, pelo que se pode concluir que o medicamento em causa pode estar isento de impurezas.

8.1.6 Determinação do pKa pelo método de titulação do pH

Tabela No.20Observação para a determinação do pK

Sr. No	Volume of HCl added (ml)	Observed pH
1	0.5	5.3
2	1	4.3
3	1.5	3.4
4	2	2.9
5	2.5	2.3
6	3	2.3

O valor de PKa foi calculado como

$$PKa = pH - \log \frac{[Salt]}{[Acid]} \ldots \ldots$$

O valor Pka foi de 3,37

8.1.7 Estudo de compatibilidade fármaco - excipientes

8.1.7.1 Estudo do aspeto

Tabela No.21Estudo do **aspeto** do cefadroxil mono-hidratado -tween 80, cefadroxil mono-hidratado
- PEG400 e cefadroxil mono-hidratado - ácido oleico

Sr.No	Time (Days)	Appearance study		
		cefadroxil monohydrate+ Tween-80	cefadroxil monohydrate + PEG400	cefadroxil monohydrate + oleic acid
1	0	Slightly yellowish Liquid	Clear colorless liquid	Clear colorless liquid
2	7	Slightly yellowish Liquid	Clear colorless liquid	Clear colorless liquid
3	15	Slightly yellowish Liquid	Clear colorless liquid	Clear colorless liquid
4	30	Slightly yellowish Liquid	Clear colorless liquid	Clear colorless liquid
5	60	Slightly yellowish Liquid	Clear colorless liquid	Clear colorless liquid
6	90	Slightly yellowish Liquid	Clear colorless liquid	Clear colorless liquid

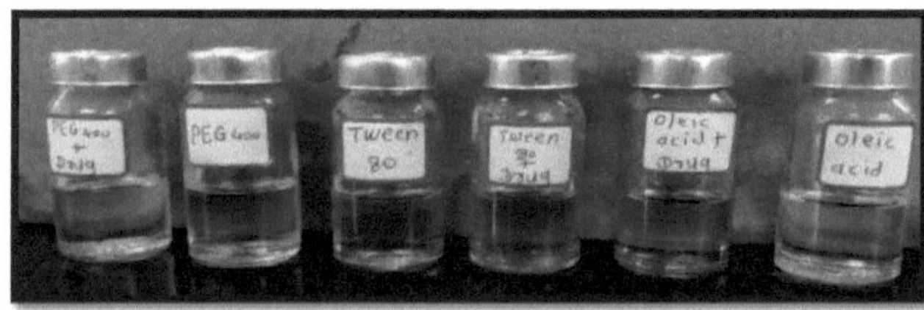

Fig. No.17Estudo do **aspeto** do cefadroxil mono-hidratado e da mistura de excipientes ao 0 dia

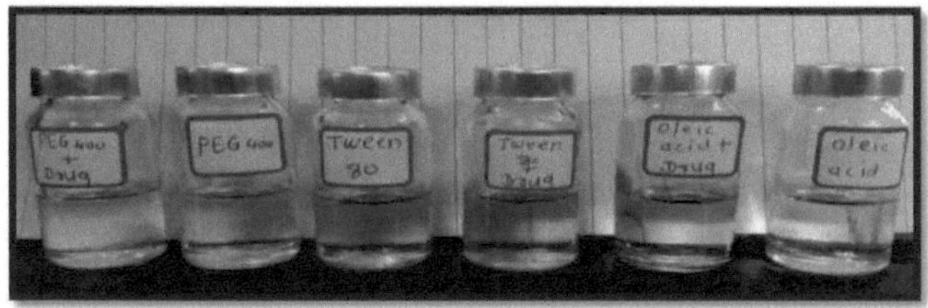

Fig. n.º 18 Estudo do **aspeto** do cefadroxil mono-hidratado e da mistura de excipientes ao 7.º dia

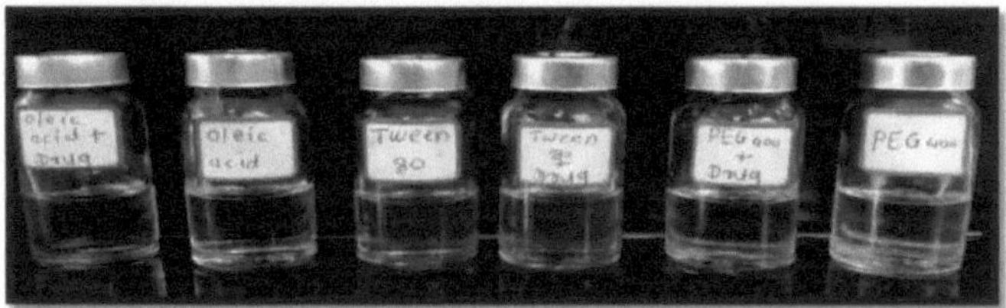

Fig. No.19 Estudo do **aspeto** do cefadroxil mono-hidratado e da mistura de excipientes aos 15 dias

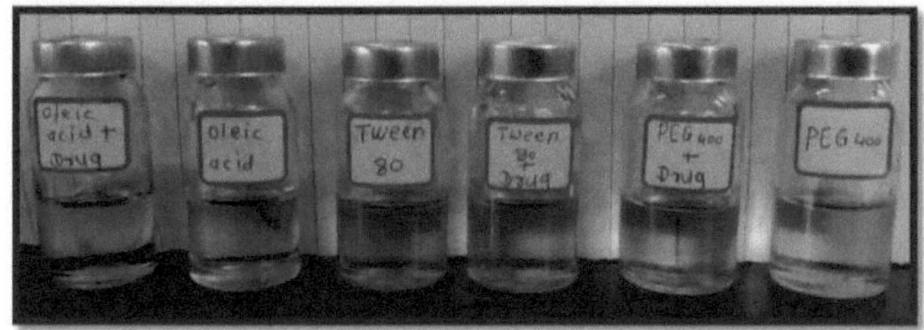

Fig. nº 20 Estudo do **aspeto** do cefadroxil mono-hidratado e da mistura de excipientes ao fim de 30 dias

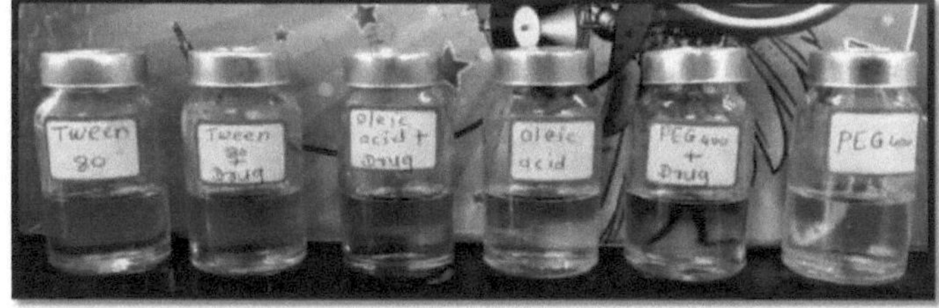

Fig. No.21 Estudo do **aspeto** do cefadroxil mono-hidratado e da mistura de excipientes aos 60 dias

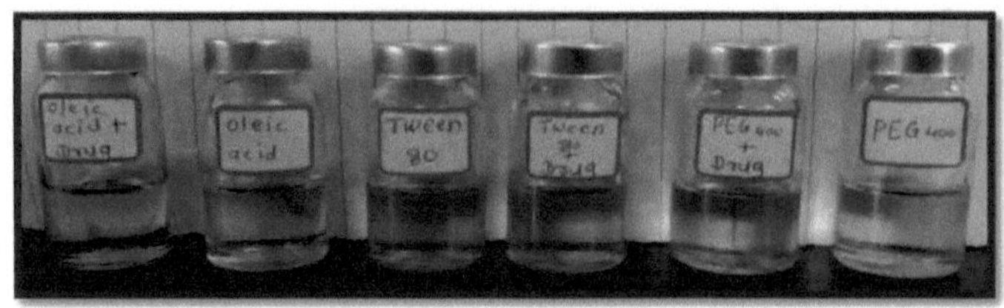

Fig. n.º 22Estudo do **aspeto** do cefadroxil mono-hidratado e da mistura de excipientes aos 90 dias

O estudo do aspeto da mistura de fármaco e excipiente não apresenta qualquer alteração de cor, o que indica que a mistura de fármaco e excipiente é quimicamente estável.

8.1.7.2 Estudo de espetroscopia U.V.

Quadro n.º 22 Ensaio da mistura de fármaco e excipiente em metanol

Sr No	Time (Day)	Assay of drug and excipient mixture		
		Cefadroxilmonohydrate+ Tween-80	Cefadroxilmonohydrate+ PEG 400	Cefadroxilmonohydra oleic acid
1	0	98.52±0.3256	96.71±0.3255	97.96±0.2596
2	7	98.01±0.2068	96.11±0.1458	97.25±0.2145
3	15	97.69±0.3258	96.01±0.2654	97.21±0.3256
4	30	96.14±0.4265	96.01±0.3214	97.12±0.4218
5	60	96.04±0.5789	96.01±0.4261	97.12±0.2368
6	90	96.00±0.1350	96.00±0.3145	97.05±0.3251

O ensaio da mistura de fármaco e excipiente é apresentado na tabela n.º 22 acima. Se ocorrer qualquer reação química entre o fármaco e o excipiente, ocorre a degradação do fármaco e a leitura do ensaio da mistura de fármaco e excipiente diminui, mas não ocorreu qualquer reação química entre o fármaco e o excipiente, pelo que a mistura de fármaco e excipiente foi compatível entre si.

8.1.7.3 Estudo de compatibilidade fármaco - excipientes por FT-IR

8.1.7.3.1 Espectros FT-IR do cefadroxil mono-hidratado e da mistura física de excipientes

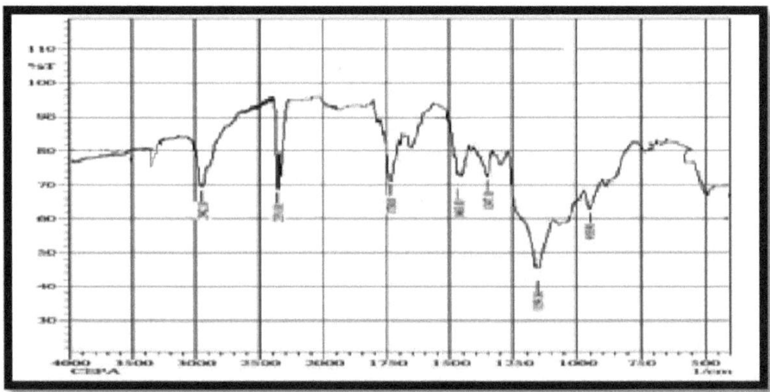

Fig.n.º 23 Espectros de **FFT-IR** do cefadroxil mono-hidratado e da mistura física de excipientes

Quadro n.º 23 Dados de interpretação deFT-IR da mistura física

Sr. no	Functional groups	Std. frequency cm^{-1}	Obs. frequency cm^{-1}	Interaction
1	R-OH	3400	3375.01	No Interaction
2	O-C=O	1750-1730	1734.01	No Interaction
3	C-N	1350-1050	1347.10	No Interaction
4	C-O	1300-1000	1159.22	No Interaction
5	C-S	700-600	675.00	No Interaction
6	C-H	3000-2850	2856	No Interaction
7	C=C	1680-1600	1730	No Interaction
8	COOH	1725-1700	1712	No Interaction

Os estudos FT-IR revelaram que não se verificou o aparecimento de novos picos e o desaparecimento dos picos existentes, o que indica que não houve interação entre o cefadroxil mono-hidratado, o tween 80, o PEG 400 e o ácido oleico.

8.1.8 Determinação da solubilidade

Tabela No.24 Solubilidade do cefadroxil mono-hidratado em polímero

Sr. No	Ingredients	Solubility (mg/ml)
1	Span 80	20.10
2	Tween 80	38.49
3	Polyethylene glycol-400	95.16
4	Polyethylene glycol-600	63.00
5	Transcutol	21.39
6	Oleic acid	40.23
7	Campul oil	38.54
8	Olive oil	9.095
9	Caster oil	11.86

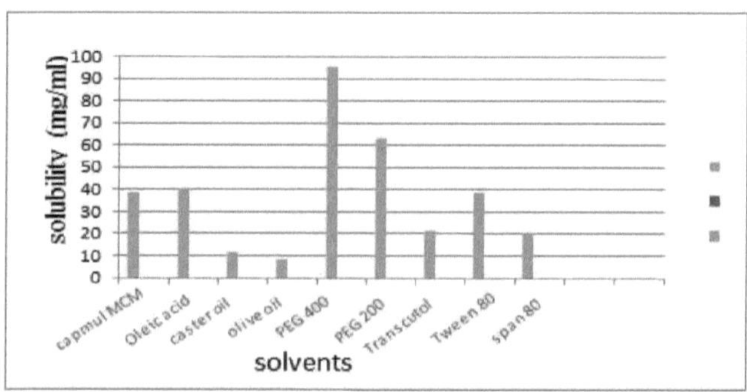

Fig.No.24Solubilidade do cefadroxil mono-hidratado em polímero

Os resultados do estudo de solubilidade do cefadroxil mono-hidratado em diferentes tensioactivos são apresentados na tabela n.º 24. A partir dos resultados do estudo de solubilidade do cefadroxil mono-hidratado em diferentes tensioactivos, cosurfactantes e óleos, verificou-se que o cefadroxil mono-hidratado era mais solúvel em PEG 400, ácido oleico e tween 80 do que noutros veículos. Assim, o tween 80, o PEG 400 e o ácido oleico foram seleccionados como tensioactivos, co-surfactantes e óleos para a formulação de SMEDDS.

8.1.9 Diagramas de fase pseudoternários

As SMEDDS formam microemulsões quando tituladas com água em condições de agitação. As misturas lipídicas com diferentes proporções de tensioativo, co-surfactante e óleo conduzem à formação de SMEDDS com propriedades diferentes.Uma vez que o surfactante e o cosurfactante se adsorvem na interface e fornecem uma barreira mecânica à coalescência, a seleção de óleo, surfactante e cosurfactante e a proporção de mistura para surfactante / cosurfactante desempenham um papel importante na formação de microemulsão. Várias formulações foram preparadas usando ácido oleico, tween 80 e PEG 400 com sete proporções diferentes de S/Cos de 1: 1, 1: 2 e 2: 1 e tituladas com água para obter regiões de microemulsão. As regiões de microemulsão foram observadas visualmente e classificadas como transparentes com bom fluxo: microemulsões óleo/água gel transparente com fluxo médio: gel de microemulsão, leitoso ou turvo com bom fluxo: emulsão, gel leitoso com fluxo médio: emulgel. A área da região da microemulsão obtida com diferentes proporções de tensioativo: cosurfactantes (proporções Smix) foi comparada. É sabido que quanto maior for o tamanho da região de microemulsão no diagrama de fases ternário, maior será a eficácia da auto-emulsificação.

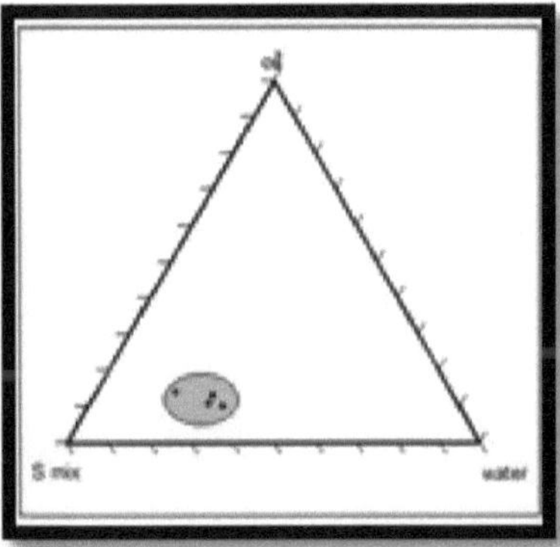

Fig.No.25 Diagramas de fase de sistemas ácido oleico-tween 80-PEG 400
indicando região de existência de microemulsão com razão tween 80/PEG 400 de 1:1

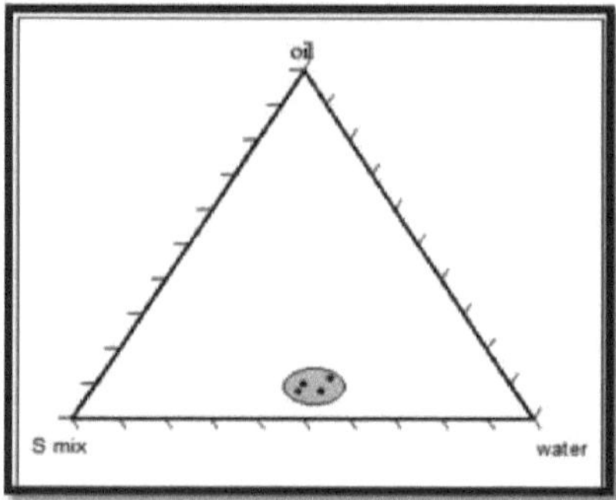

Fig.No.26Diagramas de **fase** dos sistemas ácido oleico-tween 80-PEG 400 indicando a região de existência da microemulsão com uma relação tween 80/PEG 400 de 2:1

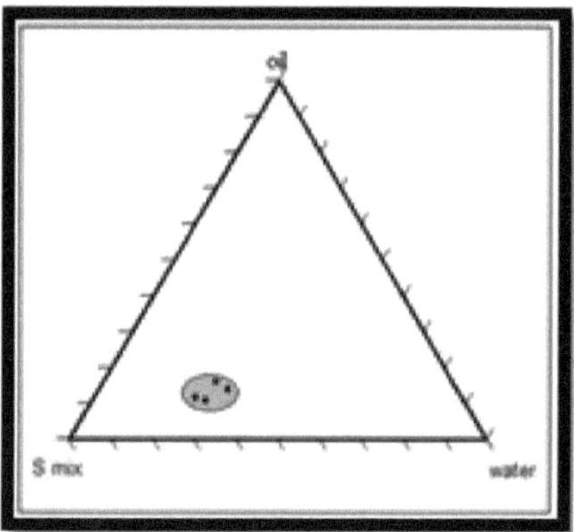

Fig. 27. Diagramas de fase dos sistemas ácido oleico-tween 80-PEG 400 indicando a região de existência de microemulsão com uma relação tween 80/PEG 400 de 3:1

8.2 AVALIAÇÃO DAS FORMULAÇÕES SMEDDS

8.2.1 Teor de fármaco dos SMEDDS

Quadro n.º 25 Teor de **fármaco** das formulações Fl-F10

Sr.no.	Formulation code	% drug content
1	F1	96.97 ±0.2946
2	F2	98.15 ±0.3256
3	F3	83.72 ±0.4956
4	F4	70.64 ±0.2374
5	F5	80.29 ±0.2100
6	F6	89.94 ±0.4258
7	F7	94.42 ±0.3201
8	F8	97.98 ±0.2217
9	F9	69.59 ±0.3023
10	F10	77.56±0.2036

O teor de fármacos da formulação F2 foi de 98,15%, enquanto o teor de fármacos das outras formulações foi inferior a 97%, pelo que se concluiu que a formulação F2 tem mais fármacos do que as outras.

8.2.2 Avaliação da auto-emulsificação

Os resultados dos estudos de auto-emulsificação são apresentados na tabela n.º 26. Observou-se que um aumento na proporção da mistura S na formulação resultou numa diminuição do tempo de auto-emulsificação. Fl, F2, F3, F5, F6 e F9 apresentaram uma dispersão clara e não mostraram qualquer precipitação do fármaco, pelo que foram considerados estáveis. Enquanto F4, F7, F8 e F10 formaram uma dispersão ligeiramente límpida, mas apresentaram precipitação do fármaco, pelo que não foram consideradas estáveis. Isto pode dever-se à presença de uma elevada percentagem de co-surfactante na formulação que, sendo solúvel em água, se prevê que entre na fase aquosa e se redistribua principalmente entre a fase aquosa e a interface emulsão-água, resultando numa perda da capacidade solvente do veículo.

Tabela No.26 Avaliação da auto-emulsificação das formulaçõesFl-F10

Sr.no.	Formulation code	Time (min)	Observation
1	F1	1.20±0.0040	Clear dispersion
2	F2	1.31±0.0189	Clear dispersion
3	F3	1.41±0.0561	Clear dispersion
4	F4	1.49±0.0012	Slightly clear
5	F5	1.40±0.0413	Clear dispersion
6	F6	1.31±0.0215	Clear dispersion
7	F7	2.0±0.0012	Slightly clear
8	F8	2.13±0.0145	Slightly clear
9	F9	2.10±0.0328	Clear dispersion
10	F10	2.23±0.0124	Slightly clear

8.2.3 Medição de pontos de nuvem

O ponto de turvação é a temperatura acima da qual a clareza da formulação se transforma em turvação. O ponto de turvação é um fator essencial nos SMEDDS constituídos por tensioactivos não-iónicos e é responsável pela formação bem sucedida de uma microemulsão estável. Quando a temperatura é superior ao ponto de turvação, ocorrerá uma separação irreversível de fases e a turvação da preparação terá um efeito negativo na absorção do fármaco. Por conseguinte, o ponto de turvação dos SMEDDS deve ser superior a 37° C, o que evitará a ocorrência de separação de fases no trato gastrointestinal.

Tabela No.27 Medição do ponto de **nuvem** das formulações F1-F10

Sr.no.	Formulation code	Temperature (^{0}c)
1	F1	46± 1.528
2	F2	62±1.000
3	F3	41±2.154
4	F4	42±1.259
5	F5	37±1.568
6	F6	57±2.000
7	F7	48±1.000
8	F8	41±1.689
9	F9	50±2.056
10	F10	32±2.013

8.2.4 % de transmitância

A transmitância do SMEDDS de cefadroxil mono-hidratado deu uma ideia sobre a clareza da formulação e também a separação de fases foi facilmente notada pela clareza e transparência da formulação.

Quadro n.º 28 % Transmitância das formulações Fl-F10

Sr.no.	Formulation code	% Transmittance
1	F1	95.12 ± 1.862
2	F2	98.50 ±1.269
3	F3	87.54 ±2.012
4	F4	83.81 ±1.582
5	F5	78.10 ±2.546
6	F6	95.25 ±2.013
7	F7	90.12 ±1.023
8	F8	83.32 ±1.567
9	F9	91.19 ±1.339
10	F10	87.75 ±2.654

8.2.5 Determinação da viscosidade

A viscosidade das formulações SMEDDS obtidas foram tabuladas na tabela nº 29. As formulações F4, F6, F7 e F10 apresentaram a maior viscosidade a 50 rpm. As diferentes formulações de SMEDDS foram examinadas no viscosímetro.

Tabela No.29 Viscosidade das formulaçõesF1-F10

Sr.no.	Formulation code	Viscosity at50 rpm (cps)
1	F1	197± 2.081
2	F2	200 ± 2.041
3	F3	207 ± 2.516
4	F4	210 ± 1.527
5	F5	197 ± 2.081
6	F6	216± 1.000
7	F7	216± 1.128
8	F8	207± 2.015
9	F9	209± 1.00
10	F10	219± 1.00

8.2.6 Ensaio de **electrocondutividade**

Este teste foi realizado para medir a natureza electrocondutora do sistema. A electrocondutividade do sistema resultante foi medida por um electrocondutor. Nos SMEDDS convencionais, a carga de uma gota de óleo é negativa devido à presença de ácidos gordos livres.

Tabela No.30 Condutividade **eléctrica** das formulaçõesFl-F10

Sr. no	Batch code	Conductivity study (mS/cm)
1	F1	0.160±0.015
2	F2	0.156±0.002
3	F3	0.170±0.010
4	F4	0.181±0.011
5	F5	0.184±0.016
6	F6	0.168±0.010
7	F7	0.172±0.011
8	F8	0.170±0.012
9	F9	0.177±0.016
10	F10	0.180±0.013

O tipo de microemulsão (o/w ou w/o) e a estabilidade da microemulsão podem ser determinados pela condutividade eléctrica (σ). A condutividade das formulações é dada na tabela acima no.30. Se a formulação da microemulsão mostrar condutividade que indica que a formulação da microemulsão dada era microemulsão do tipo o/w porque neste tipo de emulsão, o óleo era uma pequena fase de gotículas de óleo e a água era uma fase contínua, razão pela qual a condução elétrica passa pela fase contínua, mas a formulação da microemulsão não mostra condutividade que indica que a microemulsão dada é microemulsão do tipo w/o porque neste tipo de emulsão a água era uma pequena fase de gotículas de óleo e o óleo era uma fase contínua, razão pela qual a condução elétrica não passa pela fase contínua. A condutividade eléctrica mais baixa foi encontrada para F2 e a condutividade eléctrica mais alta foi encontrada para F5. Isto indicou que a formulação era do tipo o/w. A condutividade eléctrica é diretamente proporcional à percentagem de água. Quanto maior for a condutividade eléctrica, maior será a percentagem de água, o que permite uma maior liberdade para a mobilidade dos iões.

TabelaNo.31 Seleção de formulações com base em estudos de estabilidade termodinâmica

Sr.no.	Batch code	Observation based on thermodynamic stability studies			Inferences
		Freeze throw cycle	Heating/Cooling cycle	Centrifugation	
1	F1	N	N	N	Passed
2	F2	N	N	N	Passed
3	F3	N	N	N	Passed
4	F4	N	N	N	Passed
5	F5	N	N	N	Passed
6	F6	N	N	N	Passed
7	F7	N	N	N	Passed
8	F8	N	N	N	Passed
9	F9	N	N	N	Passed
10	F10	N	N	N	Passed

N-no change occurs in SMEDDS formulation.

A tabela n.º 31 acima mostra o rastreio dos estudos de estabilidade termodinâmica das formulações Fl-F10 que foram observados para os três parâmetros de avaliação, tais como o ciclo de congelação, o ciclo de aquecimento e arrefecimento e a centrifugação. A formulação permaneceu estável nos três parâmetros acima referidos, não tendo ocorrido qualquer alteração na formulação, como mostra a fig. 28

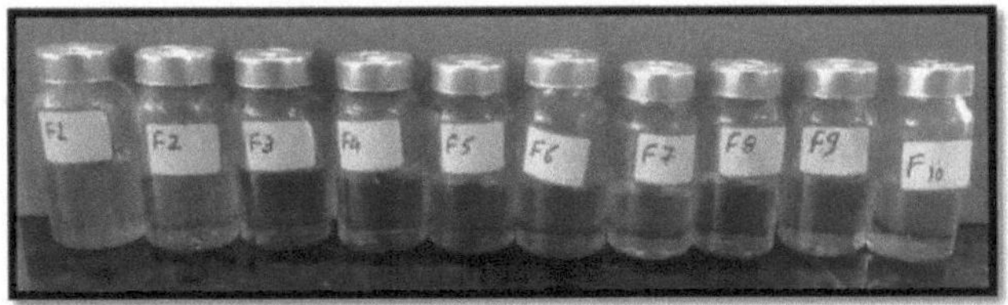

Fig.No.28Selecção das formulações F1-F10 com base em
estudos de estabilidade termodinâmica

8.2.8 O estudo de dissolução *in-vitro*

O estudo de dissolução *in vitro* do SMEDDS e da formulação de comprimidos comercializada foi efectuado utilizando o aparelho de teste de dissolução USP-tipo-11 em soluções de HCl 0,1N a 37 ± 2^0 c com uma velocidade de rotação de 50 rpm. Foram retiradas amostras de 1 ml a intervalos regulares de 5, 10, 15, 30, 45, 60 e 90 minutos e filtradas com filtros de 0,45 µm. Foi adicionado um volume igual do respetivo meio de dissolução para manter o volume constante. O teor de fármaco da amostra foi analisado utilizando um espetrofotómetro de UV a 263,8 nm.

Tabela n.º 32 Estudo de dissolução in *vitro* das formulações SMEDDS deF1-F10

		% Cumulative drug release									
Sr. no.	Time (min)	F1	F2	F3	F4	F5	F6	F7	F8	F9	F10
1	5	29.88 ± 0.012	29.15 ± 0.015	30.45 ± 0.021	25.15 ± 0.010	32.00 ± 0.026	24.59 ± 0.009	32.82 ± 0.012	21.64 ± 0.015	34.86 ± 0.030	25.78 ± 0.027
2	10	46.28 ± 0.015	47.10 ± 0.030	51.02 ± 0.021	43.54 ± 0.021	49.04 ± 0.041	40.98 ± 0.015	47.36 ± 0.013	35.15 ± 0.015	49.50 ± 0.032	50.75 ± 0.035
3	15	54.15 ± 0.021	60.04 ± 0.020	65.13 ± 0.045	57.33 ± 0.008	62.45 ± 0.011	59.81 ± 0.013	61.40 ± 0.041	53.88 ± 0.029	61.56 ± 0.030	67.51 ± 0.021
4	30	71.01 ± 0.010	71.95 ± 0.023	70.00 ± 0.040	67.12 ± 0.017	72.58 ± 0.09	69.44 ± 0.035	69.50 ± 0.021	59.54 ± 0.010	69.87 ± 0.019	74.12 ± 0.027
5	45	73.00 ± 0.014	86.82 ± 0.011	84.02 ± 0.023	76.58 ± 0.031	79..5 7± 0.042	76.25 ± 0.011	74.87 ± 0.031	68.37 ± 0.011	77.78 ± 0.018	79.61 ± 0.045
6	60	82.10 ± 0.011	94.37 ± 0.021	86.52 ± 0.024	82.19 ± 0.028	86.87 ± 0.016	79.54 ± 0.024	79.67 ± 0.025	72.55 ± 0.029	85.32 ± 0.010	82.45 ± 0.009
7	90	90.87 ± 0.030	98.95 ± 0.020	90.12 ± 0.045	86.89 ± 0.027	91.56 ± 0.024	81.20 ± 0.048	82.75 ± 0.023	76.89 ± 0.010	89.75 ± 0.041	86.70 ± 0.034

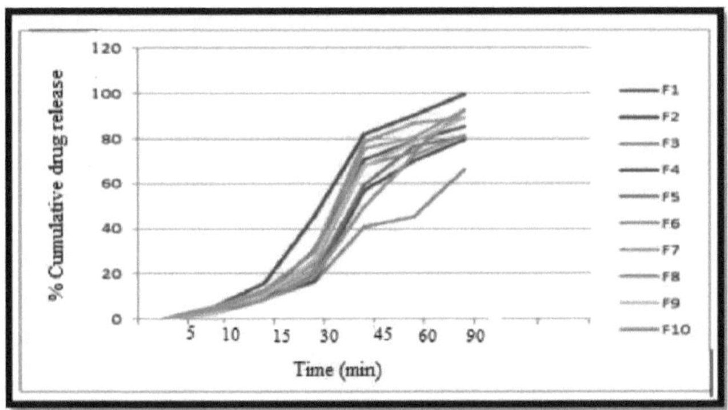

Fig. nº 29 Estudo de dissolução **in** *vitro* das formulações Fl-F10

Tabela No.33 Estudo de dissolução **in** *vitro* da formulação F2 e da formulação de comprimidos comercializados

Sr.no.	Time (min)	% Cumulative drug release	
		F2	M
1	5	29.15± 0.015	20.85 ± 0.301
2	10	47.10± 0.030	37.54 ± 0.159
3	15	60.04± 0.020	51.78 ± 0.215
4	30	71.95± 0.023	59.48 ± 0.254
5	45	86.82± 0.011	71.45 ± 0.0125
6	60	94.37± 0.021	74.54 ± 0.085
7	90	98.95± 0.020	81.62 ± 0.158

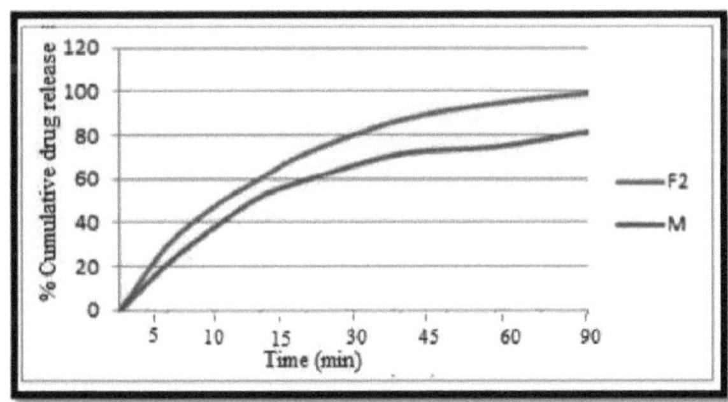

Fig
. No.30 Estudo de dissolução **in** *vitro* da formulação F2 e da formulação comercializada em comprimidos
As curvas de dissolução da formulação comercializada em comprimidos e da formulação F2 em HCl 0,1N

são apresentadas na fig. No.30. Observou-se que a formulação F2 mostrou uma melhoria significativa na
taxa de dissolução do cefadroxil em comparação com a formulação comercializada (DURICEF). A formulação F2 mostra uma melhoria no perfil de dissolução.

8.2.9 Determinação do tamanho da gota

Existe uma relação entre o tamanho das gotas e a concentração do tensioativo utilizado. Em alguns casos, o aumento da concentração de tensioativo pode conduzir a gotículas com um tamanho médio mais pequeno. Isto pode ser explicado pela estabilização das gotículas de óleo como resultado da localização das moléculas de tensioativo na interface óleo-água. Por outro lado, em alguns casos, o tamanho médio das gotículas pode aumentar com o aumento da concentração de tensioativo. Este fenómeno pode ser atribuído à rutura interfacial provocada por uma maior penetração de água nas gotículas de óleo, mediada pelo aumento da concentração de tensioativo, levando à ejeção de gotículas de óleo para a fase aquosa. 31. A polidispersidade é o rácio entre o desvio padrão e o tamanho médio das gotículas. Isto significa a uniformidade do tamanho das gotículas dentro da formulação. Quanto maior for o valor da polidispersidade, menor é a uniformidade do tamanho das gotículas na formulação.

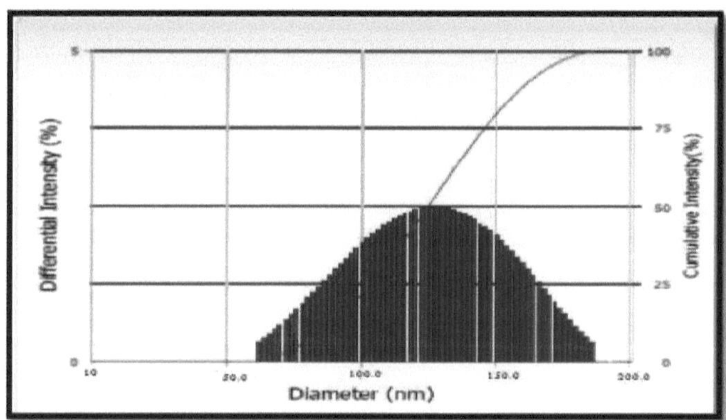

Fig.No.31 Tamanho das gotas de **microemulsão** da formulaçãoF2

Quadro n.º 34 Resultados dos cumulantes de granulometria da **microemulsão** F2

Sr.no.	Cumulants Results	Observation
1	Diameter (d)	125.0 nm
2	Polydispersive index (PDI)	0.128
3	Diffusion const. (D)	$4.732e\text{-}008\ (cm^2/sec)$
	Measurement condition	
1	Temperature	$25.0\ (^0c)$
2	Diluent name	Water
3	Refractive index	1.3328
4	Viscosity	0.8878 (cP)

8.2.10 Determinação do potencial zeta

A formulação SMEDDS F2 apresenta um valor de potencial zeta negativo - 8,78 mV, como mostra a fig.no. 32. O surfactante (Tween 80) e o co-surfactante (PEG 400) utilizados neste estudo são não-iónicos e não contribuem com qualquer carga para a partícula da microemulsão. Os SMEDDS estáveis relatados utilizando os mesmos excipientes. Isto indica que as partículas de carga negativa não afectam a estabilidade da microemulsão.

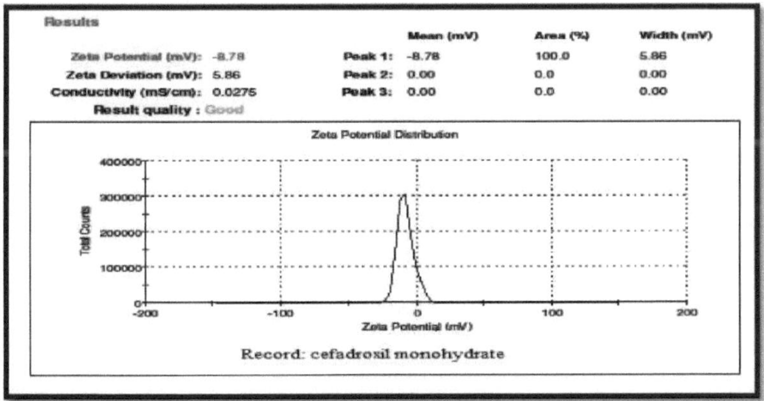

Fig.No.32 Gráfico do potencial Zeta da formulação F2

8.2.11 Microscopia eletrónica de transmissão (TEM)

Nas micrografias TEM, as gotículas eram altamente uniformes com um diâmetro médio de gotículas menor que 50 nm. A imagem TEM mostrou que as partículas eram discretas, não agregadas, homogeneamente dispersas e de forma quase esférica.

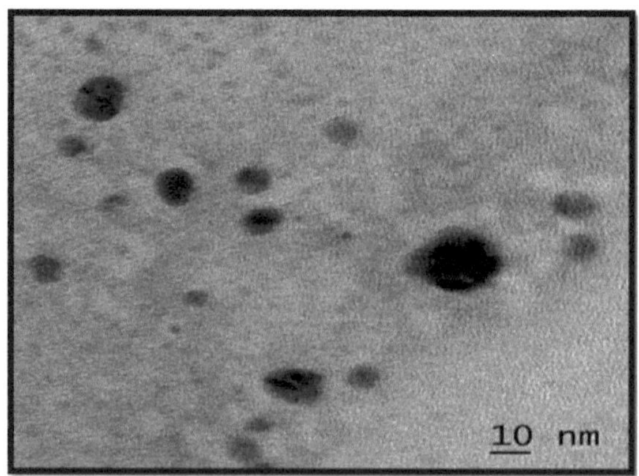

Fig. Nº 33TEM da formulaçãoF2

8.2.10 Espectro de FT-IR da formulação de cefadroxilmonohidrato F2

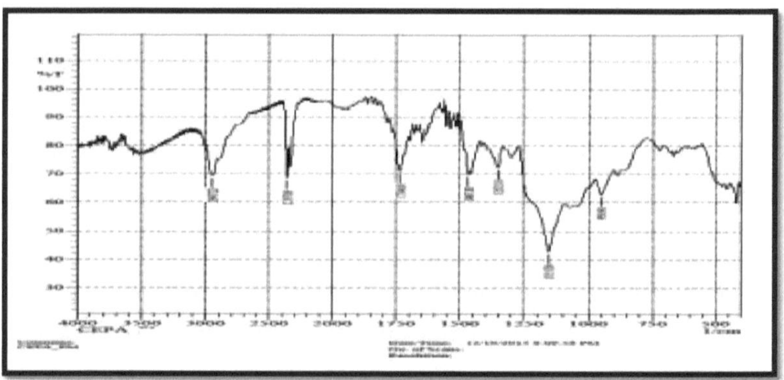

Fig.n.º 34 Espectros de **TF-IR** da formulação de cefadroxil mono-hidratado F2

Quadro n.º 35 Dados de **FFT-IR** da formulação de cefadroxil mono-hidratadoF2

Sr. no	Functional group	Std. Frequency cm^{-1}	Obs. Frequency cm^{-1}	Interaction
1	R-OH	3400	3350.01	No Interaction
2	O-C=O	1750-1730	1734.01	No Interaction
3	C-N	1350-1050	1352.10	No Interaction
4	C-O	1300-1000	1155.22	No Interaction
5	C-S	700-600	675.00	No Interaction
6	C-H	3000-2850	2840	No Interaction
7	C=C	1680-1600	1715	No Interaction
8	COOH	1725-1700	1712	No Interaction

8.2.111 estudo *n- vivo*

8.2.11.1 Animais

Foram utilizados coelhos machos brancos (2,0 ± 0,2 kg) para o estudo de absorção intestinal in situ e o estudo farmacocinético in vivo, respetivamente. Os animais foram mantidos a uma temperatura de 25±2°C e a uma humidade relativa de 70±5% em condições naturais de luz/obscuridade e foram alimentados com comida e água ad libitum. Antes dos experimentos, o procedimento foi aprovado pelo comitê de ética animal do Instituto do departamento de farmácia (**número de saída MES/COP/24/2016-2017**) e foi conduzido de acordo com as diretrizes do comitê para fins de controle e supervisão de experimentos em animais.

8.2.11.2 Análise farmacocinética

A biodisponibilidade do cefadroxil foi comparada com a formulação comercializada e o cefadroxil padrão. Os coelhos foram distribuídos aleatoriamente por três grupos de tratamento e administrou-se cefadroxil padrão, a formulação comercializada e a formulação F2 a cada grupo separadamente. O cefadroxil padrão, a formulação comercializada e a formulação SMEDDS equivalente a uma dose de 4,5 mg/kg de cefadroxil foram administrados por via oral. Foram colhidas amostras de sangue (1 ml) através da veia marginal da orelha em tubos heparinizados aos 15, 30, 45, 60, 90 e 120 minutos após a administração. As amostras de sangue foram centrifugadas a 3000 rpm durante 15 minutos utilizando uma máquina centrífuga de alta velocidade e as amostras de plasma foram retiradas e armazenadas a - 2O° c até à análise.

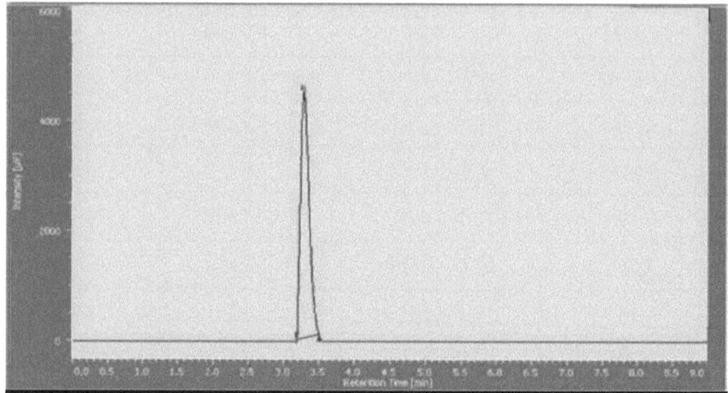

Fig. n.º 35 Cromatograma de **HPLC** do cefadroxil mono-hidratado

Quadro n.º 36 Dados do cromatograma de HPLC do cefadroxil mono-hidratado

Sr. no	Retention time	Peak area (µV/sec)	% area	Symmetric factor
1	3.3	37372	100	1.552

Quadro n.º 37 Dados da HPLC para a curva de calibração do cefadroxil mono-hidratado

Sr.no.	Concentration (µg/ml)	Peak Area
1	10	12467
2	20	24849
3	30	37372
4	40	48209
5	50	59969

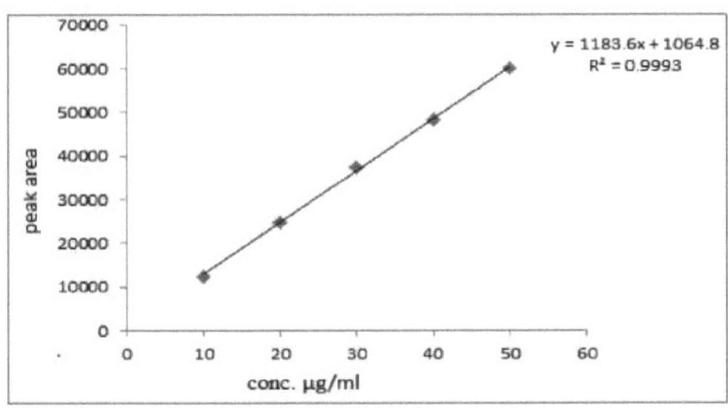

Fig. No.36 Curva de **linearidade** do cefadroxil mono-hidratado

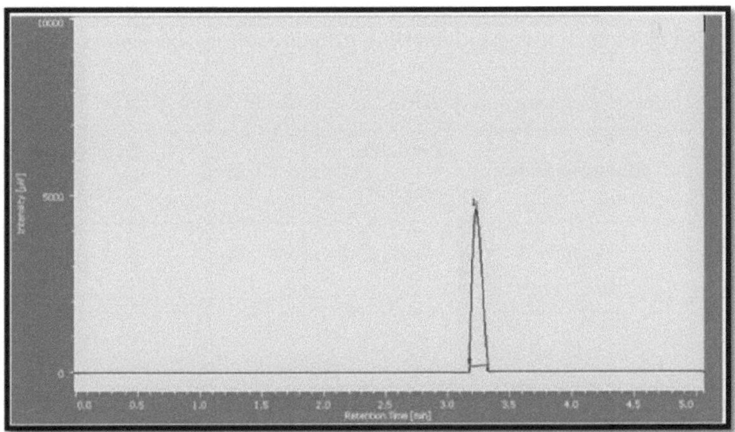

Fig. nº 37 Cromatograma de **HPLC** da formulação F2

Quadro n.º 38 Dados do cromatograma de **HPLC** da formulação F2

Sr. no	Retention time	Peak area (µV/sec)	% area	Symmetric factor
1	3.230	23476	100	1.304

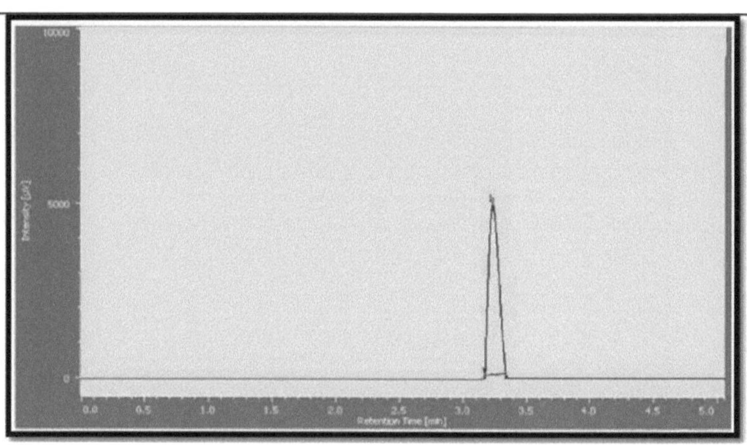

Fig. no.38Cromatograma de **HPLC** da formulação comercializada

Tabela No.39Dados do cromatograma de **HPLC** da formulação comercializada

Sr. no	Retention time	Peak area (µV/sec)	% area	Symmetric factor
1	3.220	18542	100	1.331

Quadro n.º 40 Dados do estudo de biodisponibilidade *in vivo*

Sr. No.	Time interval (min)	F2 formulation Peak area	F2 formulation Conc. (µg/ml)	Marketed formulation Peak area	Marketed formulation Conc. (µg/ml)
1	15	13272	10.31	11345	8.69
2	30	18354	14.60	13568	10.56
3	45	23476	18.93	15236	11.97
4	60	18542	13.93	18542	14.77
5	90	14225	9.42	13241	10.26
6	120	13127	7.65	11020	8.41

Os dados de biodisponibilidade *in vivo* mostraram que o C~max~ da formulação F2 foi aumentado em comparação com (18,93 µg/ml) formulação comercializada (DURICEF) (14,77µg/ml).

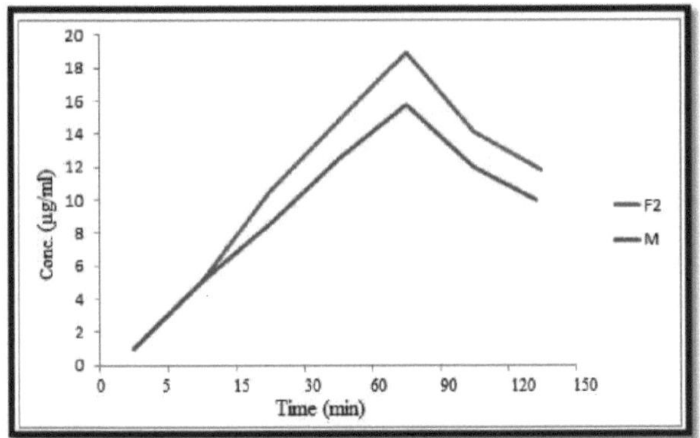

Fig. No.39 Estudo de biodisponibilidade **in** *vivo* da formulação F2 e da formulação comercializada em comprimidos

Quadro n.º 41: estudo comparativo dos parâmetros farmacocinéticos da formulação selecionada e da formulação comercializada em comprimidos

Sr. no	Pharmacokinetic parameters	F2 formulation	Marketed tabletformulation
1	T_{max} (min)	45	60
2	C_{max} (µg/ml)	18.93	14.77
3	t1/2 (min)	85.58	73.84
4	[AUC] (µg/ml*min)	1475.85	1234.57
5	MRT (min)	144.95	131.67

O teor de fármaco foi determinado no soro plasmático que foi analisado por HPLC mostrou o tempo de retenção de 3,28 min e comparado com o gráfico padrão com um tempo de retenção de 3,3 min, assim os dois picos foram correlacionados entre si e significam a presença de fármaco no soro plasmático. Quando as AUCs de ambos os grupos foram comparadas, a administração oral de microemulsão mostrou maior AUC (1475,85µg/ml) em comparação com a formulação comercializada (1234,57µg/ml) no plasma. Quando o C_{max} e o T_{max} foram comparados, a formulação em comprimido comercializada administrada oralmente atingiu seu pico em 60 min (C_{max} = 14,77µg/ml) e a microemulsão atingiu seu pico em 45 min. (C_{max} = 18,93 µg/ml) no plasma. Foi observada uma AUC sistémica mais elevada com cefadroxilmicroemulsão oral em comparação com a formulação em comprimidos comercializada.

CAPÍTULO 9

9.0 CONCLUSÃO

O objetivo do presente trabalho foi formular e caraterizar as tecnologias para aumentar a solubilidade aquosa do fármaco BCS classe II e estudar o efeito na biodisponibilidade do fármaco por administração oral. O cefadroxil mono-hidratado foi o candidato a fármaco pertencente à classe II da classificação BCS e foi selecionado para o estudo. A solubilidade e a biodisponibilidade do fármaco foram aumentadas pelo SMEDDS. O cefadroxil monohidratadoSMEDDS foi testado pelo método de titulação em água.

Com base nos dados do estudo de formulação, concluímos que o fármaco se encontrava na forma pura. Com base nos dados de solubilidade, o ácido oleico foi selecionado como fase oleosa, o tween 80 como tensioativo e o PEG 400 como co-surfactante para a formulação de SMEDDS de cefadroxil mono-hidratado, uma vez que o fármaco apresentou maior solubilidade nestes solventes. O rácio de mistura S para o Cefadroxil mono-hidratado (tensioativo: co-surfactante) de 1:1 mostrou a maior região de microemulsificação. O SMEDDS foi formulado com sucesso com as concentrações seleccionadas de óleo, tensioativo e co-surfactante.

O estudo da percentagem de fármaco indica que a formulação F2 teve uma maior eficiência de carga de fármaco e menor probabilidade de perda de fármaco durante a formulação. A formulação F2 formou uma dispersão clara e não mostrou qualquer precipitação de fármaco, pelo que foi considerada estável. A formulação F2 apresentou uma libertação de fármaco muito elevada e imediata (98,95 ± 0,020) em comparação com a formulação em comprimidos comercializada (81,62 ± 0,158) no final de 1 h. A partir da análise do tamanho das partículas, concluímos que a formulação F2 tinha um tamanho nano e era adequada para administração oral. A formulação F2 apresentou o tamanho mínimo de glóbulo de emulsão de 125,0 nm com PDI de 0,128. O potencial zeta revelou que a formulação F2 era estável; a carga negativa era devida ao grupo amina. O estudo de microscopia eletrónica de transmissão revelou que a maioria dos glóbulos tinha uma forma bastante esférica e que a superfície dos glóbulos apresentava uma suavidade caraterística. A formulação F2 revelou-se termodinamicamente estável e não mostrou quaisquer sinais de separação de fases. A formulação selecionada F2 foi testada para estudos farmacocinéticos em comparação com a formulação comercializada. Quando as AUCs de ambos os grupos foram comparadas, a administração oral de microemulsão mostrou maior AUC (1660 μg/ml) em comparação com a formulação comercializada (1389 μg/ml) no plasma. Quando o C_{max} e o T_{max} foram comparados, a formulação em comprimido comercializada administrada oralmente atingiu seu pico em 60 min (C_{max} = 14,77 μg/ml) e a microemulsão atingiu seu pico em 45 min. (C_{max} = 18,93 μg/ml) no plasma. A formulação selecionada mostrou uma melhor atividade farmacocinética em comparação com a formulação comercializada.

CAPÍTULO 10

10. REFERÊNCIAS

1. York P., The design of dosage forms In: Aulton M.E, *Pharmaceutics the science of dosage form design,* 1988:1-13.

2. Sugimoto M, Okagaki T, Narisawa S, Koida Y, Nakajima K., Improvement of dissolution characteristics and bioavailability of poorly water-soluble drugs by novel cogrinding method usingwater-solublepolymer , *International JournalPharma*, 1998; 160: 11-19.

3. Perng CH, Kearney AS, Patel K, Palepu NR, Zuber G., Investigation of formulation approaches to improve the dissolution of a poorly water soluble 5-lipooxygenaseinhibitor. *International JournalPharma*, 1998; 176: 31-38.

4. Nazzal S, Guven N, Reddy IK, Khan MA. Preparação e caraterização da dispersão sólida de Coenzyme Q10 eudragit, *Drug Development and Industrial Pharm*, 2002; 28: 49-57.

5. Tang J., Self-emulsifying drug delivery systems: strategy for improving oral delivery of poorly soluble drugs, *Cur Drug Th*, 2007; 2: 85-93.

6. Khoo SM, Humberstone AJ, Porter CJ, Edwards GA, Charman WN, Formulation design and bioavailability assessment of lipidic self-emulsifying formulations of Halofantrine, *International JournalPharma*, 1998; 167: 155-164.

7. Hoar T.P, Shulman J.H., Prémios Nobel da Universidade de Cambridge. Inglaterra, Reino Unido. 1943:125-134.

8. Kreilgaard M., Influence of microemulsions on cutaneous drug delivery, *Bulletin technique gattefosse*, 2002;(95): 79-100.

9. Porter CJ, Edwards GA, Charman WN. Conceção da formulação e avaliação da biodisponibilidade de formulações lipídicas auto-emulsionantes de Halofantrina. *International JournalPharma,* 1998; 167: 155-164.

10. Kawakami K, Yoshikawa T, Moroto Y, Kanakao E, Takahuani K., Microemulsion formulation for enhanced absorption of poorly soluble drugs. *Journalof ContrRel*, 2002; 81: 75-82.

11. Cortesi R, Espositi E, Maietti A, Menegatti E,Nastruzzi C., Formulation study for the

antitumor drug camptothecin: liposomesmicellar solutions and a microemulsion,*International JournalPharma*, 1997; 159: 95-103.

12. Tolle S, Zuberi T, Lawrence MJ, Physiochemical and solubilization properties of N, N-dimethyl-N-(3-dodecyloxy propyl) amine oxide:A biodegradable nonionic surfactant,*Journal of Pharm Science*, 2000; 89: 798-806.

13. Shah NH, Carvajal MT, Patel CI, Infeld MH, Malick AW, Self emulsifying drug delivery systems (SEDDS) with polyglycolized glycerides for improving in vitro dissolution and oral absorption of lipophilic drugs, *International JournalPharma*, 1994; 106: 15-23.

14. Stegemanna S, Leveillerb F., When poor solubility becomes an issue: from early stage to proof of concept. *Europian Journal Pharm Science*, 2007; 31: 249-61.

15. Kommuru TR, Gurley B, Khan MA, Reddy IK, Self-emulsifying drug delivery systems (SEDDS) of coenzyme Q10: formulation development and bioavailability *assessmentinternational JournalPharma*, 2001; 212: 233-46.

16. Porter CJ e Charman WN, In vitro assessment of oral lipid based formulations. *Adv Drug Deliv Rev*, 2001; 50:127-47.

17. koushikyetukuri, preethisudheer, Abordagens para o desenvolvimento de sistemas de administração de fármacos sólidos - auto-micron emulsionantes: técnicas de formulação e formas de dosagem: A review,*An International Journal of Pharmaceutical Sciences*, 2012; vol. 3(10): 3550-3558

18. Shukla Jill B., KoliAkshay R, Ranch Ketan, Sistema de administração de fármacos auto-microemulsionante, *Revista Internacional de Ciências Farmacêuticas,* 2010; Vol-1, Issue- 2: 14-33

19. Kimura M, Shizuki M, Miyoshi K, Sakai T, Hidaka H, Takamura H, Matoba T., Relationship between the molecular structures and emulsification properties of edible oil, *BiotBiochem*, 1994; 58: 1258-1261.

20. Murdandea SB, Gumkowskia MJ, Development of a self-emulsifying formulation that reduces the food effect for torcetrapib,*International Journal ofPharma*, 2008; 351: 15-22.

21. Lawrence MJ e Rees GD, Microemulsion-based media as novel drug delivery system, *Adv DrugDeliv Rev*, 2000; 45: 89-121.

22. Hauss DJ, Fogal SE, Ficorilli JV, Price CA, Roy T., Lipid-based delivery systems for

improving the bioavailability and lymphatic transport of a poorly water-soluble LTB4inhibitor. *Journal of Pharm Science*, 1998; 87: 164- 169.

23. KarimA, Gokhale R, Cole M, Sherman J,Yeramian P., HIV protease inhibitor SC- 52151: a novel method of optimizing bioavailability profile via a microemulsion drug delivery system, *Pharm Research*, 1994; 11: S368.

24. Georgakopoulos E, Farah N, Vergnault G., Oral anhydrous non-ionic microemulsions administered in softgel capsules, B. T. Gattefosse, 1992; 85: 1120.

25. Latika M., Novas abordagens para o desenvolvimento e caraterização de SMEDDS, *revista internacional de pesquisa em farmácia e ciências farmacêuticas*, 2013; 3(1): 7-14.

26. koushikyetukuri,preethisudheer, Approaches to development of solid - self micron emulsifying drug delivery system: formulation techniques and dosage forms: A review, *International Journal of Pharmacy and Pharmaceutical Science Research*, 2012; vol. 3(10): 3550-3558.

27. Turner SR, Siano DB, Bock J., A microemulsion process for producing acrylamide-alkyl acrylamide copolymers. U. S. Patent 1985: 4; 521-580.

28. Fleming A.,On antibacterial action of culture of penicillium with special reference to their use in isolation of *B. influenza*,*Br. J. Exp. Pathol.* 1929(10): 226-236.

29.   Taubes G., The bacteria fight backscience 321, 2008; 356-361.

30. Drlica, K., Malik, M., Kerns, R. J, Zhao, X., Morte bacteriana mediada por quinolonas. *Antimicrob., Agents chemother,* 2008; 385-392.

31. Floss, H. G, Yu T. W., Rifamycin-mode of action, resistance, and biosynthesis. *Chem. Rev.*, 2005;(105): 621-632.

32. Tomasz A., The mechanism of the irreversible antimicrobial effects of penicillins: how the betalactam antibiotics kill and lysebacteria   *,Annu.*

Rev.Microbiol. 1979;(33): 113-137.

33. Vakulenko, S. B,Mobashery, S., Versatility of aminoglycosides and prospects for theirfuture,*Clin.Microbiol. Rev.*2003;(16): 430-450.

34. Kohanski, M. A., Dwyer, D. J.,Hayete, B., Lawrence, C. A, Collins, J. J., A common mechanism of cellular death induced by bactericidal antibiotics. *Cell 130,*2007; 797-810.

35. Dwyer, D. J., Kohanski, M. A., Hayete, B, Collins, J. J., Gyrase inhibitors induce an oxidative damage cellular death pathway in *Escherichia coli*. *Mol. Syst.Biol.*2007;(3); 91.

36. Cottarel, G, Collins, J. J., Mistranslation of membrane proteins and two- component system activation trigger antibiotic-mediated cell death,*Cell* 135, 2008; 679-690.

37. Ping Zhang, Ying Liu, NianpingFeng, JieXu, Preparação e avaliação de um sistema de administração de fármacos auto-microemulsionantes de oridonina, *Revista Internacional de Farmácia 355* (2008) 269-276.

38. Ajeet K. Singh, AkashChaurasiya, Manish Singh, Sistema de administração de fármacos auto-microemulsionantes (SMEDDS) com carga de exemestano: desenvolvimento e otimização. *AAPSPharm Sci Tech*, 2008; Vol.9: 629-634.

39. Maulik J. Patela, Natvarlal M. Patela, Ritesh B., Formulation and evaluation of self-microemulsifying drug delivery system of lovastatin,*Asian journal of pharmaceutical sciences,* 2010; 266-275.

40. Hyma.P., Formulação e caraterização do novo sistema de entrega de medicamentos auto-microemulsificantes de glimepirida, *Revista Internacional de Ciência e Tecnologia*, 2014; Vol.24 1640-1648

41. Kiran Kumar, Development of solid self emulsifying drug delivery systems containing efavirenz*: in vitro* and *in vivo* evaluation, *Asian journal of pharmaceutical sciences* 2014; 365-372.

42. Bhagwatdurgacharan A, D'Souza John, Desenvolvimento de um sistema sólido de administração de fármacos auto-emulsionante com neusilin us2 para aumentar a taxa de dissolução do telmisartan. *Revista internacional de desenvolvimento e investigação de medicamentos,* 2012;Vol. 4 Edição 4: 398-407.

43. Ying Liu, Ping Zhang, NianpingFeng, Xin Zhang, ShanWu, Jihui Zhao, Otimização e absorção intestinal *in situ* de um sistema de administração de fármacos auto-microemulsionados de oridonina. *Revista Internacional de Farmácia*, 2009; 136142.

44. Ashok R. Patel, Pradeep R. Vavia, Preparação e avaliação in vivo do SMEDDS (sistema de administração de medicamentos auto-microemulsionados) contendo fenofibrato. *AAPS Journal2007*; vol. 9: 344-352.

45. SurjyanarayanMandal, Snigdha Das Mandal, Desenvolvimento de uma formulação de

microemulsão para aumentar a solubilidade da lunarizina, *Scholars Research Library*, 2010; 2(3): 227-236.

46. SagarD. Mandawgade, Shobhona Sharma, SulabhaPathak, Desenvolvimento de SMEDDS utilizando um alifilo natural   :   Application toβ-Artemether

entrega, *International Journal of Pharmaceutics 362,* 2008; 179-183.

47. ShivabinduKundarapu, M. Srinivas, G. Srilalitha, Conceção e caraterização de um sistema de entrega de fármacos auto-emulsionante de repaglinide.*Int. J. Pharm. Sci.,* 2014; 4146.

48. Sudhanshu Sharma, Preeti K. Suresh, Formulation, in vitro characterization and stability studies of self microemulsifying drug delivery systems of domperidone, *International Journal of Innovative Pharmaceutical Research*, 2010; 1(4):66-73.

49. SatishPuttachari, Navanath. V. Kalyane, Design e avaliação de sistemas de entrega de medicamentos auto-micro emulsificantes de aciclovir, *International Journal Of Pharmacy And Pharmaceutical Sciences,* 2014; vol 6, edição 4: 677-681

50. YogeshwarG. Bachhav, Vandana B., SMEDDS of glyburide: formulation, in vitro evaluation, and stability studies. *AAPSPharm. Sci.Tech*, 2008; Vol.10: 482-487

51. Adhvait R. Dixit, Sadhana J. Rajput, Samir G., Preparação e avaliação da biodisponibilidade de SMEDDS contendo valsartan. *AAPS Pharm. Science Tech*, 2010; Vol. 11: 315-321.

52. AshishDeshmukh, PremchandNakhat,PramodYeole, Formulação e avaliação *in-vitro* do sistema de administração de fármacos auto-microemulsionantes (SMEDDS) de furosemida, *Scholars Research Library,* 2010; 2: 94-106

53. AshishDeshmukh ,ShirishkumarKulakrni, Novel self micro-emulsifying drug delivery systems (SMEDDS) of efavirenz, *Journal of Chemical and Pharmaceutical Research*, 2012; 4:3914-3919

54. Zh. Ch. KE, Z.Y., Conceção e avaliação do sistema de administração de fármacos auto-microemulsionantes (SMEDDS) de naproxeno, *Lat. Am. J. Pharm.,* 2012;Vol.31: 1074.

55. Ganga Srinivasan , Deepak Singh, Desenvolvimento e avaliação de sistemas de entrega de medicamentos auto-microemulsificantes de domperidona, *Jornal Internacional de Pesquisa Artigo Inovações Farmacêuticas,* 2014; Vol. 4, Edição 1: 41-53.

56. VivekBorhade, Hema Nair, DarshanaHegde, Design and evaluation of selfmicroemulsifying

drug delivery system of tacrolimus. *AAPS Pharm. Science Tech*, 2008; Vol. 9: 13-21.

57. Umesh T. Jadhao, Vinod M. Thakare, Bharat W., Desenvolvimento e avaliação *in-vitro* de um comprimido flutuante intra-gástrico de cefadroxil mono-hidratado, *Pelagia Research Library*, 2013; 4:141-150.

58. XuemeiZhuang, Xia Tian, YouguangZheng, NuoLan, Ling Liu, Formulação e caraterização físico-química de um novo sistema de distribuição auto-microemulsionante como agente hidrotrópico e solubilizante para penfluridol, Procedia Engineering 18 2011; 59-65.

59. Rang, M.J., Miller, C.A., Emulsificação espontânea de óleos contendo hidrocarbonetos, tensioativo não-iónico e álcool oleílico, *Journal Colloids Interface Science*, 2009; 179-192.

60. Read, N. W., Barber, D. C., Levin, R. J., Holdsworth, C.D., Unstirred layer and kinetics of electrogenic glucose absorption in situ in the human jejunum, *Journal Colloids Interface Science*, 2009; 865-876.

61. Reiss, H., Entropy-induced dispersion of bulk liquids. *Journal Colloids Interface Science*, 2009; 61-70.

62. Krishna Mohan Chinnala, Ujwal Reddy Goli, Formulação e avaliação *in vitro* de sistemas de administração de fármacos autoemulsionantes de furosemida, *Revista Internacional de Medicina e Nanotecnologia*, 2015;Vol.2, 219-227.

63. Shafiq S., Development and bioavailability assessment of ramiprilnanoemulsion formulation,*Eur JPharm Biopharm.*, 2007; 66:227-43

64. Patil P, Vandana P, Paradkar P., Formulation of Selfemulsifying drug delivery system for oraldelivery of simvastatin: *In vitro* and *in vivo* evaluation, *ActaPharma*, 2007;57:11-22.

65. Patel PA, Chaulang GM, Hardikar SR, Bhosale AV, Self emulsifying drug delivery system, *Research JournalPharm and Tech*, 2008;2:13-26.

66. Bo T, Gang C, Jian G, Cai X., Development of solid self-emulsifying drug delivery systems: preparation techniques and dosage forms, *Drug Discovery Today*, 2008;13:606-610.

67. MannBhupinder, Roy GS, Bajwa BS, Kumar Sandeep, Sistema de entrega de medicamentos auto-emulsionados para o aumento da biodisponibilidade oral de medicamentos pouco solúveis em água, *IJAPBC, 2013;* Vol. 2: 427-436.

68. Yi T., Wan J., Xu H., Yang X.,Controlled poorly soluble drug release from solid self-micro emulsifying formulations with high viscosity hydroxyl propyl methylcellulose,*European*

Journal of Pharmaceutical Sciences, 2008;34: 274280.

69. Krishna Mohan Chinnala, Ujwal Reddy Goli, Formulação e avaliação *in vitro* de sistemas de administração de fármacos autoemulsionantes de furosemida, *International Journal of Medicine and Nanotechnology,* 2015;Vol. 2: 219-227.

70. Ujwal Reddy Goli, Rabi Narayan Panigrahy, Formulação e avaliação *in vitro* de sistemas de administração de fármacos autoemulsionantes de furosemida, *Revista Internacional de Medicina e Nanotecnologia,* 2015; Vol. 2:219-227.

71. Xuemei Wu, JianhuaXu, Xiuwang Huang e Caixia Wen, O sistema de entrega de medicamentos auto-microemulsificante melhora a curcumindissolução e biodisponibilidade, *Desenvolvimento de Medicamentos e Farmácia Industrial*, 2011;37: 15-23.

72. UrvashiGoyal, Ankit Gupta, Avtar Chand Rana,GeetaAggarwal, Self microemulsifying drug delivery system: a method for enhancement of bioavailability.*IJPSR*, 2012; Vol. 3: 66-79.

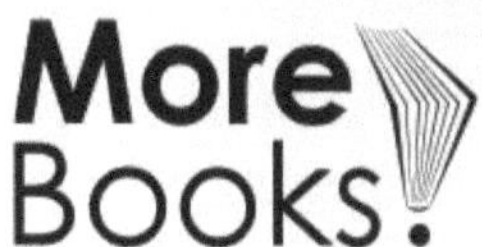

yes
I want morebooks!

Buy your books fast and straightforward online - at one of world's fastest growing online book stores! Environmentally sound due to Print-on-Demand technologies.

Buy your books online at
www.morebooks.shop

Compre os seus livros mais rápido e diretamente na internet, em uma das livrarias on-line com o maior crescimento no mundo! Produção que protege o meio ambiente através das tecnologias de impressão sob demanda.

Compre os seus livros on-line em
www.morebooks.shop

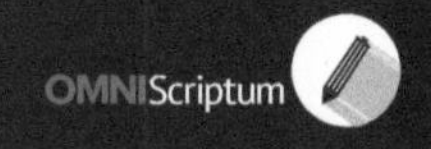

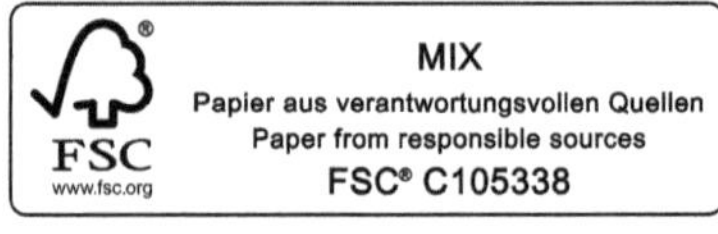

Printed by Books on Demand GmbH, Norderstedt / Germany